COURAGE POLITIQUE ET GESTION AFRICAINE DE CRISE

Sur la Covid-19

Séverin YAPO

COURAGE POLITIQUE ET GESTION AFRICAINE DE CRISE

Sur la Covid-19

L'Harmattan

Déjà parus, chez le même éditeur :

Veille de l'ère mariale, poésie, octobre 2022.

De la nation ivoirienne : Fondation métaphysique. Dialogue avec Augustin K. Dibi, septembre 2022.

Avant-veille de l'ère mariale, poésie, septembre 2020.

La naissance de l'humain. Une poétique de sa phénoménalisation chez Heidegger et Couloubaritsis, août 2020.

De Heidegger à la vierge Marie: Une anthropologie phénoménologique, octobre 2019

Politique de la réconciliation, mars 2019.

Spiritualités chrétiennes et contemporaines. Un dialogue ajourné, février 2018.

Pensées pour Myriam, poésie, décembre 2017.

Spiritualités antique et chrétienne en dialogue. Thomas d'Aquin, héritier spirituel d'Aristote, novembre 2013.

5-7, rue de l'École polytechnique, 75005 Paris

http://www.harmattan.fr
diffusion.harmattan@wanadoo.fr

ISBN : 978-2-336-46358-2
EAN : 9782336463582

Aux Mandela ivoiriens

INTRODUCTION

Ce livre se compose de quatre parties élaborées en abordant de manière unitaire trois sous-thèmes : bâtir, agir et rassembler. Leur unité pourrait être restituée par le slogan « bâtir en agissant pour rassembler ». Les trois s'offrent sous la thématique des défis d'habiter le monde en temps de crise. Les réponses spécifiques à ces défis motivent le séquençage des parties de l'ouvrage. Ces réponses relèvent respectivement de l'éthique dans l'éducation, l'éthique en politique, l'habiter urbain et la gestion durable de la crise du Covid-19. Aussi, que l'on porte l'attention sur le défi de l'habiter humain sous l'angle de l'urbanisation (chapitre troisième), sur celui de la vérité du dire, du faire et de l'être individuel comme collectif (chapitres premier et deuxième), ou même sur le défi de la mobilisation par assemblage des acteurs concernés en vue d'offrir une réponse sérieuse à la crise sanitaire (chapitre quatrième), l'ouvrage propose une réponse unitairement politique. Dans chacun des cas, l'*opus* est mû par la conviction qu'une unique question hante l'esprit de l'homme d'aujourd'hui : celle du courage politique.

Le courage politique constitue un thème de réflexion des plus actuels. En témoignent, les nombreux titres et réflexions parus sur la question. Cela, en partant de « Le courage dans la politique » (1961), « Le courage politique ne doit jamais se dire » (1986), « Le courage comme vertu cardinale du sujet politique » (2012), « L'homme politique est-il courageux ? » (2013), « Qu'est-ce que le courage en politique ? » (2015), « Qu'est-ce que le courage politique? » (2016), jusqu'à l'affirmation en 2020 de quelque chose se voulant « Le courage politique » (2020). Ces titres témoignent diversement de la thématique du courage politique. La revue de la littérature sur le sujet laisse tantôt transparaître son caractère pratique. Tantôt, une interrogation sur ce que la notion signifie. Elle demande même si l'homme politique est courageux. Or, là où les années 1960 avaient pu identifier bon nombre de présidents américains courageux, reste à savoir si les années 2020 pourraient se vanter d'un tel tableau. L'acteur de cinéma oscarisé, Jean Dujardin, qui créa l'événement en 2021 avec « Présidents », la nouvelle comédie d'Anne Fontaine dans laquelle il incarne Nicolas Sarkozy, au cours d'une interview accordée au journal « Le soir », sentencieusement, se désolait : « Il n'y a plus de courage politique, plus de grande figure ». Lancinant, le problème auquel nous sommes affrontés se décline comme suit : Ne serait-ce pas faire preuve d'un optimisme démesuré au sujet de notre devenir que de croire le courage politique encore possible?

Néanmoins, l'on pourrait se laisser réconforter à l'évocation de ce que la littérature scientifique laisse entrevoir sur la question, au travers de penseurs contemporains d'envergure. L'état de l'art fait en effet voir de manière futuriste le courage politique comme cette vertu nécessaire pour se prendre en charge de manière responsable. Autrement dit, il s'agit de s'engager la tête froide dans l'unité avec la postérité dans le sens d'un agir citoyen respectueux de ce que Hans Jonas dénomme le principe de précaution, par assomption de l'héritage pédagogique ou culturel légué par nos ascendants. Aussi, entendrons-nous la notion du courage politique dans la double-dimension collective et individuelle du devenir politique de la société actuelle au regard du courage requis pour le gouvernement de soi et des autres, au sens de Michel Foucault. Conséquemment, la problématique de notre étude apparaît celle-ci : Foucault, qui joue sur la fibre politique, et Jonas, dont la réflexion intéresse la portée éthique du courage, ne font-ils pas respectivement signe vers l'émergence de nos Aristote et Socrate contemporains?

C'est que, au plan conceptuel, l'analyse, en esquisse ici, voudrait s'adresser avant tout, à ceux, personnalités publiques et personnages anonymes, qui s'évertuent chaque jour à conformer leur agir à leur penser et à leur dire, comme sens d'une pratique individuelle incarnée dans l'antiquité par le Père de la philosophie, Socrate, et appelée la *parrhèsia.* C'est de la parrhèsia socratique qu'il sera justement question dans le premier chapitre de notre livre. Cette *parrhèsia*, l'on verra Michel Foucault[1] la célébrer en vue de sa répétition dans notre contemporanéité, lui qui, dans *Surveiller et punir: Naissance de la prison*[2], voit dans certains hommes politiques des geôliers, et la société, une prison. Socrate comme Foucault, en leurs temps respectifs, espèrent voir émerger la manifestation politique de cet art chez des nomothètes aristotélisants, c'est-à-dire, des citoyens au plus haut point soucieux de voir prendre forme ce que signifie le vivre-ensemble dans l'unité du dire, du faire et du penser, unité entendue comme la déterminante du corps politique harmonieux. Or, dans le temps qui part d'Aristote à Foucault, il a soufflé le vent du fidéisme. Aussi, intéressant au plus haut point l'époque actuelle, l'objectif de cette étude est d'être rendus capables de manifester les caractères propres aux citoyens qui, étant mus par les fondements d'une éducation au républicanisme cosmopolitique légué par les Modernes, E. Kant en particulier, savent concilier le sens aristotélicien et le sens

---

[1]Voir : Michel Foucault, *L'herméneutique du sujet*, Paris, Gallimard/Le Seuil, 2001 ; *Le gouvernement de soi et des autres*, Paris, Gallimard/Le Seuil, 2008 ; *Le courage de la vérité. Le gouvernement de soi et des autres II*, Paris, Gallimard/Le Seuil, 2009. Sur la *parrêsia*, voir Frédéric Gros, « La *parrhêsia* chez Foucault (1982-1984) », in *Foucault. Le courage de la vérité*, Paris, puf, 2002, p. 155-165, et *Michel Foucault*, Paris, PUf, 1998, p. 110-123.

[2] Ouvrage paru aux éditions Gallimard, en février 1975.

chrétien du politique. Mais, pourquoi chrétien ? Partant, à qui ce livre s'adresse-t-il?

Le christianisme politique reconduit l'amitié inhérente à la *phronèsis* à sa source que constitue l'amour qui procède des béatitudes divulguées de sorte à ce qu'elles fassent loi. La *phronèsis* constitue le sentir en commun dans la pleine conscience d'un partage paritaire du faire et du dire. Les béatitudes structurent l'humilité qui porte à donner sa vie non plus pour ses seuls amis mais pour tous ses compatriotes. L'amitié, chez les Grecs antiques, signifiait la réciprocité dans le don et dans la présence. L'amour est une catégorie chrétienne qui selon la phénoménologie, est le fait de s'engager pour l'autre par-delà son mérite et de manière non comptable. Au service des personnes ayant *d'une part* l'esprit nourri au foyer de la *phronesis* (φρόνησις) d'Aristote, et *d'autre part* l'âme hantée par les béatitudes pratiquées par Jésus de Nazareth, ce livre est non pas pour ceux qui se limitent à l'amitié mais pratiquent l'amour érotique thématisé en phénoménologie par notre contemporain Jean-Luc Marion. L'ouvrage veut être à l'intention de ceux qui, chaque jour, petit à petit, donnent leur vie pour leurs compatriotes et autres camarades de labeur, fussent-ils leurs ennemis. Il est destiné aux hommes et aux femmes qui donnent leur vie pour ceux-là qu'ils ne comptent pas parmi leurs amis, et qui vont jusqu'à les persécuter. Le livre est fait pour qui se sacrifie pour ceux qui le font souffrir d'une manière ou d'une autre. Et qu'il supporte en tant qu'il s'en sent le frère en humanité. Les récepteurs de ce travail sont, pour finir, les personnes qui cherchent à fonder le politique non plus sur une morale anachronique encore moins sur une éthique inaccomplissable mais sur la seule praxis établie sur l'amour dont le Christ signifie qu'il trouve son éminence dans le don de sa vie pour ses amis. Alors, que gagnera-t-on à lire l'ouvrage en esquisse ici ?

Notre ouvrage est motivé par un double *enjeu* : le *premier* exprime une rupture civilisationnelle ne relevant pourtant pas d'une fatalité. Cet enjeu, il consiste à dépasser la vision occidentale du politique dont la limite négative relève de la morale et de l'éthique. Lesquelles ont, comme horizon inatteignable, le principe de l'égalité citoyenne au fondement des nations occidentales. Cet horizon ne peut être atteint car le projet de citoyenneté, en Occident, bute sur un impératif oublié : celui de bâtir l'agir politique sur ce que l'un de ces grands penseurs européens non vraiment compris par les leurs, Henri Bergson (1907) en l'occurrence, l'auteur de *L'évolution créatrice*, dénomme le supplément d'âme. Si les penseurs de la trempe de H. Bergson étaient hissés au rang des éducateurs de l'Occident contemporain, la rupture avec cette civilisation aurait pu être évitée. Mais cela semble impossible pour un motif davantage profond, la postchrétienté occidentale.

C'est surtout que, universelle, l'éthique politique trouve son *eidos*, c'est-à-dire son origine et son accomplissement, au sens du Edmund Husserl (1929) des *Méditations cartésiennes*, dans ce qui nous semble, par appropriation du jeune Heidegger (1919-1924) auteur d'une *Phénoménologie de la vie religieuse*, la double expérience proto-chrétienne du pardon et de la compassion. Cette expérience, dans l'Afrique contemporaine, est thématisée par exemple comme *Le pardon, une folie libératrice,* dans le registre fidéiste et religieux, par le Jésuite Wilfrid Okambawa (2008). Elle est également développée, dans l'univers séculier soucieux d'un renouveau politique, par un auteur comme Maurice Klahon (2019), sous le titre *Côte d'Ivoire... Yako ! Et si on la gouvernait autrement ?* Par où l'auteur ivoirien s'inscrit-il dans la ligne bergsonienne de la « création permanente de nouveauté » par la nature. Dans la lexicographie de son ouvrage, M. Klahon précise que « yako » est un mot akan, d'un groupe ethnique ivoirien, usité pour « montrer sa compassion à un […] groupe de personnes éprouvées » (p.7).

Le pardon, divin, incarné par le Christ, a pour écho humain, la compassion virginale de Marie de Nazareth. Il est en partage chez toute personne se mettant en compagnonnage avec Jésus de Nazareth ou s'unissant à l'humaine Vierge Marie. De nos jours comme jadis, indifféremment du temps, pardon et compassion concernent les chrétiens et les personnes de bonne volonté, politiques ou non, qui manifestent ce que nous appelons la praxis *eidopérastique*, thématisée en dialogue avec Françoise Dastur (2007). Ainsi, dans *Heidegger : la question du logos,* où F. Dastur reconduit du contemporain Heidegger à l'Antique Parménide via la thématique du « visage (*eidos*) et des contours (*peras*) » ainsi que du « nom » (p. 237). La praxis *eidopérastique* détient une portée éthique. Elle confère un nom et un visage, elle humanise donc, ceux qui, dans le jeu politique ou ailleurs, apparaissent par-là les contours humains du visage divin. Humain, le visage de Dieu, appréhendé au sens d'Emmanuel Lévinas, est présent auprès de nous, avec nous et au travers de nous, érotiquement dans le souffrant et l'aimant, deux figures uniment incarnées par le Christ, à côté de la troisième qu'est la compassion, expression de la deuxième, manifestée par la Mère de Jésus. Le christianisme contemporain, en sa dimension anthropologique et sa redevance mariale, est du coup en unité phénoménologique avec le christianisme primitif ou proto-christianisme. Celui-ci constitue la présentation du visage humanisé de « Dieu », autrement « inconnu » des Grecs qui le vénèrent « sans le connaître » (*Actes* 17, 23) et dont le symbole est l'épisode biblique où l'apôtre et philosophe Paul est en discussion à l'aéropage avec les Athéniens. Ces derniers à qui Paul annonce le pardon octroyé par Jésus dont la Croix est, selon nous, capable de ressusciter le monde politique contemporain mort, à condition que les politiques et le peuple acceptent de compatir aux souffrances des leurs.

Le proto-christianisme politique débute dans la communauté des compatissants. Qui apparaît au pied de la Croix du Christ en l'an 33 de notre ère. Jésus-Christ est, une fois encore, le proto-phénomène du pardon en universalisation sur la terre depuis lors. La communauté compassionnelle a son expansion dans l'accueil réciproque signant l'alliance de Marie de Nazareth, proto-phénomène de la compassion, avec le disciple que Jésus aimait, Jean, figuration des habitants de la spirituelle cité des compatissants dont la *Cité de Dieu* de saint Augustin était l'annonce et la Jérusalem qui descend d'en haut dans l'*Apocalypse*, l'accomplissement. L'expérience chrétienne du pardon en diffusion, qui pousse tout concitoyen du Christ à donner sa vie pour les disciples défigurés du Christ dont la plupart se rencontre en Occident, a elle-même sa genèse dans la compassion de la Vierge Marie pour Jésus de Nazareth. La civilisation occidentale est-elle à même de rendre raison d'un tel christianisme ?

L'expérience du don de soi qui pâtit de la souffrance de l'Autre semble étrangère à la morale grecque établie par Aristote au fondement de la politique en Occident dès l'Antiquité. La modernité occidentale pour sa part fera la promotion du moralisme sous l'égide du formalisme logique. Celui-ci, en élisant la démocratie armée depuis la Révolution française, a légalisé l'abstraction religieuse par subordination de la vie de Jésus à une doctrine de Socrate vidée de toute *parrhèsia,* un Socrate maladroitement compté au nombre des légalistes d'Athènes sous le prisme du rationalisme dominant. C'est là l'œuvre accomplie par le Hegel de *L'esprit du christianisme et son destin,* après que le Kant de *La religion dans les limites de la simple raison* a vidé la religion chrétienne de sa substance compassionnelle, l'entendement ayant préséance sur la sensibilité chez Kant. Par où sont introuvables les chemins pour retrouver l'essence chrétienne d'une éthique politique établie sur le sens commun et l'affectivité en Occident. Car ils demeurent enfouis dans les tréfonds de consciences philosophiques néoplatoniciennes et post-aristotéliciennes originellement chrétiennes mais par la suite, d'abord, laïcisées, ensuite sécularisées et, de nos jours, résolument athées. Mais l'incapacité à pratiquer de nos jours en Occident une politique basée sur l'éthique chrétienne est-elle une fatalité ?

Répondre à l'impératif d'une reconduction de l'éthique occidentale à son *eidos* chrétien passe par la nécessité de faire face au *second enjeu* de notre réflexion. Le positionnement face à cet enjeu est dépendant de l'universalité de la sagesse et de la politique issues du proto-christianisme éternel –car eidétique c'est-à-dire originaire-. Le proto-christianisme est à promouvoir aujourd'hui. Si le christianisme primitif est promu, la rupture civilisationnelle avec l'Occident n'apparaîtra plus une fatalité. La morale *parrhèsiaste*, socratique et la politique nomothétique aristotélicienne s'en trouveront ramenées à leur *eidos*, essence, chrétienne. La pratique mondialisée de la morale et la politique tirées des béatitudes enseignées dans les *Évangiles,* vécues par Jésus lui-même et thématisées par S. Augustin dans la *Cité de Dieu*, feront passer la civilisation occidentale en état de décrépitude, de la fatalité à la vitalité. Cette réponse proviendra de l'accès des gens de notre époque à une nomothétique susceptible de constituer une application politique de l'idéal *parrahèsiste* ce, indépendamment de la localité, occidentale, africaine ou autre. Est-il encore possible de retrouver le chemin de l'éthique en politique ?

Ce second enjeu du livre (relatif au passage de la *parrhèsia* à la nomothétique sous les auspices des béatitudes chrétiennes) pour notre temps, se délivre dans le sens de faire advenir un monde nouveau. De construire une communauté de *parrhèsiastes* capables de conduire l'humanité d'aujourd'hui vers une sortie honorable et durable de la mortalité qui, de l'intérieur, mine la civilisation en crise. Or, il semble que le stoïcisme, qui dès l'antiquité grecque, apparut la pratique de la culture de se changer afin d'accompagner l'ordre du monde en renouvellement de soi, recèle une portée politique qui approche celle des béatitudes en politisation. Dans cette optique, l'intention qui guide notre analyse est la suivante : le stoïcisme politique d'accentuation aristotélicienne que recèle entre autres thèmes le texte de Danielle Lories, *Le sens commun et le jugement du* phronimos, *Aristote et les Stoïciens* (Louvain-la-Neuve, Peeters, 1998), et auquel fera allusion Gaëlle Jeanmart dans son opus de 2007, gagnerait à être approfondi. Et, quel chemin faudrait-il emprunter pour ce faire?

Méthodologiquement, il s'agira de présenter la position de Foucault, pour qui la philosophie n'a pas vocation à s'occuper de « la justice et de l'injustice dans la cité » mais plutôt de « la question du sujet dans la politique » et donc des seules conditions pour que le *parrêsiaste*, en posture de « souverain », sache éviter d'« être l'agent lui-même de l'injustice ». Une telle pratique pourrait avoir été approchée par G. Jeanmart, dans le cadre d'un ouvrage qu'elle coécrivit trois années après son *opus magnum*, de la *Généalogie de la docilité*, avec Thomas Berns et Laurence Blésin, en l'occurrence *Du courage : une histoire philosophique*. Sur les politiques du courage, nous voudrions davantage focaliser sur le courage des contemporains en ses fondements antiques et contemporains le tout, dans l'optique de questionner perspectivement, le courage des Africains contemporains. Quid du courage en Afrique ?

Sur la thématique des pratiques nouvelles du courage chez les Africains, trois types de comportements semblent se disputer la scène politique. Le *premier* interpelle l'Africain singulier face à ses *responsabilités* au regard d'une situation *historique* qui le dépasse, celle de l'attitude intrinsèque de son continent dans son rapport avec les autres peuples, ces derniers étant de loin plus avancés au plan du progrès économique. À ce sujet, en 2010, dans son ouvrage *L'Afrique face à elle-même. Le courage de la vérité*, José Francisco Luemba invitait les Noirs à ne plus évoquer l'esclavage et la colonisation pour voir dans l'Occident le « bouc émissaire pour justifier [leurs] malheurs » (4è de couverture). Cela, comme s'il était aujourd'hui plus que jamais temps de sortir de la minorité psychologique pour accepter de bondir sur sa proie pour la dévorer, après avoir lucidement pris conscience de nos forces intérieures.

Le *deuxième* type du comportement africain, qui critique le premier qu'il tend à dépasser, consiste dans les performances multiples qui permettront de sortir de l'emprise d'un extérieur qui selon d'autres analystes politiques, n'est pas une vue de l'esprit. Ainsi du propos de Jean-Claude Djéréké dans *L'Afrique et le défi de la seconde indépendance,* un ouvrage paru en 2012. Pour ce prêtre catholique ivoirien ayant renoncé à l'exercice du sacerdoce ministériel, si en Afrique, l'« indépendance fictive a été un échec, c'est en grande partie à cause de l'ancienne puissance colonisatrice, la France, qui n'a jamais arrêté de s'immiscer dans les affaires intérieures des pays francophones et de piller les richesses de ces pays avec la complicité de certains dirigeants dociles, corrompus et incompétents » (4è de couverture). L'auteur « ne se contente cependant pas de pointer les responsabilités externes » (Idem). Il détient une conscience des plus aigües du fait suivant : sans une véritable culture de la performance chez les populations et les élites africaines, l'Afrique des libertés assumées ne sera pas une réalité palpable. Pour J.-C. Djéréké, seule la performance à tous les niveaux de la vie continentale permettra d'« accéder à la vraie indépendance qui passe par l'amour du travail, la rigueur, la confiance en soi, la lutte contre le tribalisme, le respect de la chose publique, entre autres » (Idem).

Le *troisième* type du comportement africain, est caractéristique des adeptes de la synthèse entre repli sur soi et extrême ouverture à l'autre. Pour ces acteurs, qui nous semblent les penseurs de l'entre-deux dia-logique, depuis la fin de la guerre froide, l'Afrique est au prise avec le « manque de leaders aux grands desseins, de dirigeants courageux, capables de dire non au reste du monde et de conduire le destin des peuples » (Attisso, 2008: 136) » (M. Kabunda 2021, p. 43). Pour combler ce vide idéologique, et afin d'assurer le salut de l'Afrique à partir de comportements responsables, il se développe, de plus en plus, les théories du néo-panafricanisme. Qui s'emploient à la déconstruction/reconstruction des savoirs sur l´Afrique. Dans ce registre, un auteur comme Mbuyi Kabunda opte pour « une stratégie qui s'inscrit dans «l'afrocentrisme ouvert », conciliante des valeurs africaines et de celles importées ou étrangères, c'est-à-dire inspirée des savoirs et pratiques domestiques et d'expériences étrangères enrichissantes » (Idem, p. 38). Et en Occident, qu'en est-il du courage aujourd'hui ?

En un contexte africain politiquement porté par ce qu'il est convenu d'appeler une « idéologie d'unité supranationale et [une] pratique de développement endogène » (Idem), en face, c'est-à-dire en Occident, le courage se donne en gros, sous trois traits majeurs. *Primo,* celui qui se met en *risque* pour une *cause qui le dépasse* et dont il deviendra l'emblème, *secundo* l'homme du *culte* de la *performance*, dont le prototype est le sportif et, *tertio* le *sauveteur*, c'est-à-dire l'homme qui *risque sa vie* pour en sauver d'autres. Ces trois visages s'offriront au sens du courage occidental contemporain, traductions actuelles du héros grec antique. Lequel est restitué, dans la civilisation occidentale, sous une quatrième figure, à savoir le « *lève tôt* », à qui l'on a octroyé l'égalité formelle et de qui l'on attend qu'il assume sa vie de manière responsable comme un *entrepreneur* ou comme un *artiste*. L'enjeu global du débat, *in fine*, auquel il conviendra de répondre dans la conclusion du travail, s'énonce comme suit : ce modèle occidental unique à triple division du courage en Occident, s'applique-t-il à l'Afrique ?

Ce que nous cherchons à gagner ici part de la pleine conscience de ce qu'aucun peuple ne peut avancer en vase clos. C'est pourquoi nous répondrons par l'affirmative à la question du lien entre les trois types du courage politique en émergence en Afrique et les trois principales figures contemporaines occidentales non encore politiques du courage. Cela, en présentant l'Afrique comme ce qui s'offre triplement, sous le motif unique du courage de refuser la néo-colonisation, de se doter à la fois des solutions endogènes et de s'ouvrir synthétiquement à l'étranger. Mais, d'ici au remplissement de cette intentionnalité, parvenir à une expérience pratique de l'extension du courage politique à tout le continent africain n'ira pas de soi. Et pour cause : il faudrait au préalable, et en théorie, avoir satisfait à l'enjeu premier du débat sur le courage politique. Qui concerne le passage du courage comme cette vertu positive se rencontrant chez les Proto-occidentaux éduqués par Aristote, vers le courage comme cette vertu que Jeanmart et *al.*, on le verra, qualifieront de négative et qui se rencontrerait chez les proto-chrétiens. Le procès que l'intelligentsia occidentale intentera au courage chrétien serait-il recevable là où la finalité du jeu politique semble en train de muter de l'action rationnelle vers la compassion affective ?

De souche rationnelle, la vertu émanant du courage chez Aristote et les Occidentaux consiste à gérer la chose publique dans le rapport d'égalité, qui est mathématique, comptable donc, avec ses pairs en dignité citoyenne. Affective, la vertu des proto-chrétiens est illustrée par la pratique du renoncement à soi de Jean le disciple de Jésus au pied de la croix. Il apparaît l'ancêtre des habitants de la Cité de Dieu : en qui S. Augustin voit ceux qui aiment Dieu jusqu'au mépris d'eux-mêmes. Pour faire communauté « politique » avec les autres apôtres sous les auspices de Marie la douloureuse compatissante, Jean « perd » sa vie par deux gestes. *Primo*, en la risquant à accompagner son Maître au lieu du Crâne alors que celui-ci n'a plus l'aspect d'un homme. *Secundo*, en prenant Marie de Nazareth chez lui alors que, visiblement, tout est perdu, et que la Femme est au seuil de perdre son fils unique ! Cette dernière pratique a son expression cardinale dans le fait de pâtir des misères des membres de sa communauté. A en pâtir en supportant leurs misères. D'où l'éminence politique du geste. Ce courage politique, laïcisé, détient son éminence, en notre époque, dans le martyre politique tel qu'un personnage devenu universel peut l'incarner. Ainsi, dans le monde non-occidental, de Gandhi, en Inde, qui meurt à tenter d'unifier son patrie. La finalité de ce livre se trouve dans la manifestation laïque du vécu politique de la compassion virginale. Cette finalité sera approchée au travers de la portée politique des béatitudes. Qu'il conviendra d'aborder avec calme dans sa partie terminale. Cette portée, nous nous proposons de l'exposer au terme de la discussion, à l'étape de la conclusion.

Avant d'y arriver, deux étapes intermédiaires servant de propédeutiques politiques devront être remplies quant au plan de l'ouvrage. C'est que la problématique du courage contemporain, le politique devrait l'aborder dans des cadres particuliers. Aussi, en guise d'illustration, nous entreprendrons de nous y affronter doublement : au travers de la problématique de l'habiter urbain en l'ère des technologies numériques *d'abord*, à partir d'une réponse durable et véritablement politique, autrement dit à la fois globale et locale, et à partir de ce que le sociologue Edgard Morin dénomme la polycrise actuelle, *ensuite*. D'où les deux derniers chapitres du livre : respectivement, sur l'habiter urbain de l'Afrique et sur la gestion durable de la crise sanitaire. Crise apparue, dans la ville de Wuhan (la capitale de la province du Hubei), en Chine, à la date du 17 novembre 2019.

1. FONDER LE POLITIQUE : DE LA NOMOTHÉTIQUE

Comme fondation politique[3], la nomothétique que nous voudrions thématiser ici par politisation du modèle pédagogique socratique, se négocie dans le débat avec un mauvais héritage du christianisme, celui des usages non éthiques de l'École ce, à l'aune de la problématique pédagogique sous l'enjeu de la liberté spirituelle et culturelle.

Aussi, dans la perspective de ce que la part scolarisée de l'Afrique, sous l'idéologie cléricale occidentale, est devenue mais qui n'est point une fatalité, nous voudrions commencer par répéter Gaëlle Jeanmart en lisant de manière approfondie sa critique de ce que les systèmes pédagogiques chrétiens, par le biais de modèles monastiques pervertis, ont fait de l'Occident.

Nous la répétons ainsi dans son ouvrage *Généalogie de la docilité dans l'Antiquité et le haut Moyen Âge*[4]. Les « systèmes pédagogiques chrétiens » (p. 93 du livre) débutent en 376. Ils parviennent à accompagner le pouvoir séculier dans son souci de prémunir la société occidentale de la culture païenne, distillée par les invasions ayant déferlé sur l'Occident et entraîné, en 476, la chute de l'Empire romain, parce qu'au plus fort des invasions, les monastères sont restés les seuls foyers d'études.

---

[3] Ce chapitre est la version quelque peu remaniée de notre compte rendu critique de « *Généalogie de la docilité dans l'Antiquité et le haut Moyen Âge,* Gaëlle JEANMART », publié dans *Labyrinthe*, 32 | 2009, pp. 177-185.

[4] Paris, Vrin, 2007, 272 p., 30 €.

Par la suite, lorsque clercs et moines se donnent pour charge d'éduquer une Europe constellée de mondes païens, ce serait dans un dessein bien précis, celui de l'Eglise en lutte contre la « brillante civilisation romaine », de s'allier ces « peuplades barbares » (p. 94). Le projet chrétien s'accompagnerait ainsi de la culture d'un véritable « art de la servitude » (p. 9).

Plusieurs siècles après, les choses ne semblent pas avoir beaucoup évolué, au niveau pédagogique à tout le moins. C'est de l'hégémonie, toujours actuelle, de l'idéologie des pratiques pédagogiques du Moyen Âge, que Gaëlle Jeanmart se désole dans son texte de la Généalogie de la docilité qui nous servira ici de fil conducteur dans notre pérégrination vers les sources éthiques et politiques d'une fondation nouvelle du politique.

Aux yeux de G. Jeanmart, l'idéologie monastique a perverti la nature humaine. Jeanmart pose donc la question suivante : saurait-on encore accompagner vers la liberté des êtres dont la nature est la raison, si tant est que tout acte d'éducation semble soumis aux liens de l'obéissance – la docilité – et de l'autorité – signe de pouvoir – (p. 7) ? Une alternative est-elle possible ?

Jeanmart se propose de répondre par l'affirmative à une telle question, en faisant référence au paradigme grec de la pédagogie, illustré par l'éthique pédagogique privée de Socrate, et à sa politisation par Aristote, grâce au sens commun. C'est même ce retour à l'origine de nos pratiques éducatives actuelles, où elle rencontre l'expérience grecque antique de la docilité, qui rend Jeanmart attentive à l'inflexion décisive subie par cette notion chez les moines chrétiens, dès le haut Moyen Âge.

Son ouvrage, traversé par la quête du « courage de la vérité[5] », ce qui témoigne de l'inscription de son auteur

[5] M. Foucault, *Le gouvernement de soi et des autres*, Paris, Seuil, Gallimard, 2008.

dans la lignée des cours de Foucault sur le gouvernement de soi et des autres, comprend deux parties.

La première présente « la notion de docilité dans le système éducatif grec » (pp. 18-92), et analyse d'abord « la *parrhèsia* socratique » (pp. 18-57) puis « Aristote ou la liberté de définir et de réaliser sa nature propre » (pp. 57-92).

La deuxième partie est consacrée à « la notion de docilité dans les monastères du haut Moyen Âge » (pp. 93-247). L'attention de l'auteur se focalise sur « l'esprit de la formation monastique » (pp. 93-154), sur la matérialisation de cet esprit à travers « les *Institutions cénobitiques* de Cassien » (pp. 154-208) et « la règle de Saint Benoît et celle du Maître » (pp. 208-247).

1.1. La nomothétique : art de se conduire librement dans son peuple

Dans la première partie du livre, l'auteur étudie la vision socratico-aristotélicienne de l'éducation, autrement dit « l'art de conduire à la liberté des êtres assujettis à leurs passions » (p. 9). Elle examine comment cet art privé chez Socrate est érigé en science par Aristote, grâce au sens commun, à la délibération et à la prudence.

S'intéressant d'abord à « la *parrhèsia* socratique », elle oppose la *parrhèsia* (le dire vrai) à un autre concept : l'*elenchos* (la réfutation), ce qui lui permet de rediscuter les liens de Platon et d'Aristote à Socrate. À la racine, la *parrhèsia* – de *pan* (tout) et *rhema* (ce qui est dit) –, renvoie au fait de tout dire. Caractérisant la philosophie pratique dans son rapport à la manière de vivre et à la vérité[6], la *parrhèsia* induit la possibilité de modifier l'être et l'*éthos* de l'auditeur par la radicalité du dire vrai qu'elle recèle, sans égard pour quelque intérêt sophistique qui pourrait incliner à user de rhétorique.

Or, l'*elenchos,* défini par Platon comme réfutation[7], s'avèrera incapable de répondre au dessein éthico-pratique du dire vrai. En s'appuyant sur la position de Brian Vickers et John Beversluis, qui jugent que le « Socrate platonicien ne vise jamais tant le progrès moral et intellectuel de ses interlocuteurs [...] » (p. 20), Jeanmart en vient ainsi à rapprocher davantage Aristote de Socrate, en prenant le parti de Xénophon pour qui « l'*elenchos* ne saurait être un moyen d'éducation morale, contrairement à ce qu'enseigne la doctrine du *Sophiste* » (p. 20) de Platon.

En arguant finalement, avec Louis-André Dorion, que « Platon lui-même a finalement délaissé l'*elenchos* et qu'Aristote s'est empressé d'amputer la réfutation de toute visée éthique[8] », Jeanmart soutient que la *parrhèsia* est plus typique du philosopher socratique que l'*elenchos*, auquel on a voulu le limiter.

Pour elle, l'avantage de la *parrhèsia* sur l'*elenchos* ne tient pas à l'extériorité possible d'un propos, dont l'efficace est édulcorée par la volonté de piéger, mais réside dans la positivité d'une *praxis*, exposant son acteur au sérieux de l'espace relationnel et communautaire, avec le risque de mettre en péril sa vie en déplaisant.

Ce courage inhérent à la *parrhèsia* socratique constitue le premier lieu de réconciliation possible entre Platon et

---

[6] J. Domanski, *La philosophie, théorie ou manière de vivre ?*, Paris, Fribourg, Le Cerf, Editions Universitaires de Fribourg, n° 18, 1998, pp. 20-29.
[7] Platon, *Sophiste*, 230 b, traduction française de Nestor Cordero, Paris, Garnier-Flammarion, 1993, p. 108.
[8] Xénophon, *Mémorables*, tome i, texte établi par Michèle Bandini et traduit par Louis-André Dorion, Paris, Les Belles Lettres, Collection Budé, 2000, Introduction générale, Livre I, p. CXLII.

Aristote. Jeanmart observe en effet que tant les *Mémorables* de Xénophon que le *Lachès* de Platon définissent le courage comme une science objective qui discrimine les possibles situationnels (p. 27), mais également comme une science fondamentale des valeurs et principes imposés par le sujet à soi-même comme signature de son entière liberté.

Elle fait ainsi culminer l'éminence de la dimension éthique du geste *parrhèsiaste* dans le procès de Socrate, dont la vie a consisté en la quête permanente de la conformation de l'agir au dire, un dire identique au penser du sujet. Socrate ne cherche pas à plaire.

C'est ce dire risqué de la vérité qui le rend plus apte à réussir la mission délicate de l'éducation citoyenne : rendre libre. Mais Socrate ne se réfère qu'à son *daimon* intérieur, par où il se ferme à sa communauté.

Ce savoir éthique que Socrate communique en privé, sans pour autant faire profession de pédagogue, Aristote entreprend d'en faire une science nomothétique, partageable dans la communauté des hommes ; science que Jeanmart, en l'absence de traces textuelles suffisantes, explicite ensuite, en s'appuyant sur la pensée politique d'Hannah Arendt.

L'auteur base ainsi le décryptage du système pédagogique aristotélicien sur la théorie de l'esclavage et de la liberté que recèle la pensée aristotélicienne. Pour Aristote, l'esclavage est l'état premier de tous.

Comme la psychologie platonicienne, la psychologie aristotélicienne reste sensible à la nécessité d'une soumission de la partie appétitive de l'âme à sa partie rationnelle. Le sujet est entraîné à orienter ses plaisirs, d'abord esclaves, vers les œuvres qui élèvent et font la joie de l'esprit d'un être dont la nature advenue est liberté, une liberté appelée à délibérer dans l'assemblée des hommes. L'obéissance, apprise par accoutumance, à soumettre sa chair à la force de la volonté, devient donc peu à peu rationnelle, intériorisée qu'elle est *via* l'assujettissement passager au maître.

Celui-ci n'a autorité que pour autant qu'il est porteur d'un savoir pratique éprouvé par le temps ; il est surtout un moyen, le serviteur d'une raison en phase d'autonomisation chez le disciple mais, par essence, déjà partagée avec ce dernier, dont la subordination se muera en s'achevant comme maîtrise de soi.

En commandant à l'élève, l'éducateur reconduit sociétalement ici ce que le *parrhèsiaste* socratique réalisait en son être personnel : à savoir le principe selon lequel seule la raison oblige.

Parce que, pour Aristote, vouloir c'est pouvoir, point n'est besoin d'espérer de fins qui échapperaient à la maîtrise de l'homme. D'où la part belle faite à la délibération. Celle-ci portera surtout sur les moyens de vivre bien et non point de vivre éternellement, par exemple, vu qu'espérer vivre éternellement ne contient point le pouvoir d'une telle éternisation du vivre.

Par là, Jeanmart fait de l'entreprise d'Aristote l'accomplissement politique de l'éthique de Socrate, Aristote s'étant astreint à l'exigence d'une méthode d'éducation qui engage toute la communauté des hommes.

Cette communauté ne réunit plus des besoins économiques – déjà résolus dans la stricte cellule familiale, où l'autorité monarchique du père s'est justifiée dans sa fonction de pourvoyeur – mais plutôt le partage d'un sentir en commun. Elle est le lieu d'amitié entre pairs.

Pour ces derniers, le faire prime sur l'apprendre, en tant que l'épreuve de soi au feu de l'expérience toujours particulière et, qui plus est, ouverte à la délibération, a préséance, pour ce qui est des affaires des hommes, sur le savoir théorique par trop généralisant des philosophes spéculatifs. La finalité de l'obéissance est d'être à même de se déterminer soi-même en regard des autres, avec qui l'on vit.

Ce vivre ensemble dit la construction concertée de la cité par des êtres qui réalisent continûment le partage de leur commune nature : une liberté vécue.

1.2. Un usage dévoyé de la pédagogie dans la sphère politique: la religion et la culture perverties par le berger

Cet exposé jeanmartien du système grec a pour effet de faire la lumière sur le désordre rationnel propre à une certaine pédagogie monastique du Moyen Âge, qui sous-tend une communauté religieuse, et dont le dispositif est focalisé sur le seul combat contre la chair, auquel cette pédagogie finit par asservir insidieusement le moine.

Là où les moines enseignent « un contenu de doctrine » (p. 9), les Grecs proposent « une attitude de vie », le « choix éthique d'un système de valeur » (p. 9). Il s'agit pour ceux-ci de « transmettre à un individu la vertu par laquelle il réalisera le plus son humanité » (p. 9). Ce point est d'importance.

Il permet à l'auteur de montrer que l'éducation monastique est un travestissement de l'idéal grec d'accomplissement du sujet, une vaste entreprise d'assujettissement d'une humanité désubstantialisée et dont la modernité occidentale est l'inconsciente héritière.

Par où apparaît l'accent nietzschéen du texte, qui est sous-jacent dans cette critique de la subordination insoupçonnée de l'éducation à des manœuvres politiciennes, illustrée par les us propres aux institutions monastiques. Qu'en est-il précisément ?

L'auteur, dans la seconde partie de son ouvrage, intitulée « la notion de docilité dans les monastères du haut Moyen Âge », critique la pédagogie chrétienne. De celle-ci, elle commence par expliciter les règles. Restituant « l'esprit de la formation monastique », Jeanmart rend compte des fondements à partir desquels les chrétiens balaieront progressivement toutes les cultures païennes antérieures, en installant le monachisme de leur modèle éducatif propre.

Il s'agit en particulier de l'ascèse (*érémitisme*) désertique (*anachorétisme*), qu'ils rendront communautaire (*cénobitisme*) sous l'idée de l'Institution comme corps aux pratiques minutieusement réglementées.

Dans ce cadre, les moindres instants des journées du moine sont ainsi occupés. La Bible est exaltée comme unique source de culture. Sa lecture psalmodiée et ruminée hante l'âme du moine si le travail manuel ne l'a pas encore abruti.

L'exaltation de la docilité vise à pousser l'apprenant à renoncer à son œuvre propre au profit de l'œuvre de Dieu. L'exemple d'obéissance du Christ est alors brandi, cependant qu'ici il ne faut obéir qu'à un homme : le curé, en l'occurrence.

Qu'implique pour le citoyen le fait que les pratiques éducatives occidentales aient une origine monacale ? En étudiant cette question, Jeanmart tente de rejoindre les replis de la personnalité de chaque moi moderne dont elle veut interroger la posture face aux modes actuels d'enseignement.

Elle décrit les affres voilées d'une vision mythologique, là où l'homme est conçu comme déchu du fait du péché d'Adam, prétendument responsable de l'irréversible décadence de la volonté d'un certain sujet humain.

Consciente de cette réduction de l'*ego* du sujet à une volonté, condamnée à la corruption, Jeanmart décèle dans l'argument de la reconquête d'une consistance ontologique de l'homme, l'incohérence de la finalité téléologique de l'éducation chez les chrétiens.

Le chemin de retour entrevu par ces derniers est l'obéissance dite réparatrice d'un *homo interior* (p. 123), malade, et qu'il faudrait désormais tenir hors de tout monde – y compris le sien propre, bizarrement !

Jeanmart dérive du grec *monachos* – uni –, la tradition chrétienne du *monachus* – « qui vit seul (*ermite* ou *anachorète*) –, celui qui a renoncé à sa famille, au mariage, à ses biens ; celui qui vit dans l'unité avec d'autres (*cénobite*) [...] et enfin celui qui est unifié, le simple » (p. 121).

Cet isolement factuel est le produit de l'éducation moyenâgeuse. Dans la « cité » des moines, étrangement policée, et qui fonctionne comme une famille, seul le curé a le pouvoir. Décidant pour tous, il revendique la responsabilité du devenir éternel de chacun des membres de la « cité ».

Le sort collectif, maintenu par la peur, est perçu comme pouvant déchoir par la faute d'un seul. Le curé impose ainsi l'absolu d'un impératif de transparence qui coupe, pour l'individu, jusqu'à la possibilité de détenir quelque bien matériel ou intellectuel.

Prétextant l'omniprésence de la tentation, on amène le disciple à se river à sa seule chair. Si par mégarde, ou fatigue, il flanche, une punition exemplaire lui est administrée. Châtiant l'esprit sous prétexte de discipliner la chair, on abrutit le sujet.

Par ailleurs, exaltant un Christ humilié, on tue l'amour d'un Dieu vivant. Celui-ci fait l'objet d'un deuil antigonien : sans sépulture ni consolateurs, ni même espace pour l'exprimer. En guise de psychanalyse impossible à accomplir, Jeanmart révèle chez le moine le scellement des forces de vie. Le Dieu aimé ne pouvant être enterré, le deuil est deuil de la foi en cet aimé. La foi véritable apparaît ainsi comme l'ennemi d'une entreprise de négation de l'homme.

1.3. Deux options contemporaines : répéter le politicide pédagogique ou vivre la parrhèsia en politique

Quels liens y a-t-il entre le tableau ci-dessus et notre état social actuel ? Les deuxième et troisième chapitres de cette deuxième partie, qui exposent une espèce de descente dans les deux laboratoires d'expérimentation de la docilité collective dont naîtra la moderne organisation pédagogique, invitent à soulever une telle question.

D'abord, dans son chapitre sur « *les Institutions cénobitiques* de Cassien », Jeanmart montre comment Cassien, par l'imposition de ses règles en Occident, a fermé toutes possibilités d'accès à l'idiorythmie, caractéristique du monachisme oriental, d'êtres disposant à leur guise de leur temps, de leur vie donc.

Ensuite, dans « la règle de Saint Benoît et celle du Maître », convenant, avec Foucault, que « la qualification individuelle, intellectuelle ou morale[9] », est le seul critère valide pour une prétention à des fonctions de responsabilités sociales, Jeanmart met le doigt sur le pouvoir social du « pastorat » des bergers modernes, dont elle s'étonne de l'infondé éthique.

Là où les Grecs valorisaient le courage, les chrétiens se drappent des oripeaux de la docilité, par peur de s'autonomiser en s'engageant d'eux-mêmes pour leur bien. À la pédagogie comme science du public, le chrétien substitue une connaissance de l'individu dans le détail de sa personnalité afin de mieux le manipuler.

---

[9] M. Foucault, « Sexualité et pouvoir », in *Dits et Écrits*, Paris, Gallimard, 1994, p. 560.

Le dernier lieu de retrait de toute portée politique à l'œuvre monastique apparaît lorsque Jeanmart réfléchit sur le souci de soi. Selon elle, quand les revendications sont strictement individuelles, l'individualisme croît et s'achève dans la réclusion qu'aura précédé la fermeture de l'univers monacal à tout souci d'évangélisation du voisinage, au nom d'une identité collective de façade à préserver.

La stérilité du projet éducatif monastique atteint donc son faîte dans l'absence d'objectif commun de construction d'un monde, visée qui aurait pu fédérer les compétences particulières d'êtres unis et égaux.

Ce livre a le mérite d'orienter le débat contemporain sur l'éducation et d'inviter à faire émerger un système plus libéré de l'héritage du Moyen Âge, lequel a dépolitisé l'idéal éthique grec. Chaque fois qu'elle présente une pratique chrétienne, Jeanmart prend le soin de l'éclairer de son contraire antique.

En plus de traduire des sources grecques, allemandes ou latines lorsqu'il le faut, elle sait dépasser l'ambition d'une anthropologie atemporelle à la Durkheim, d'une approche de « l'homme dans sa totalité[10] » (p. 14). Elle interroge « la contingence à l'œuvre » dans les « pratiques et les discours » expressifs des « relations de maîtrise » inhérentes aux pratiques éducatives spécifiques à l'« Antiquité et au Moyen Âge » (p. 14).

Radicalisant l'étonnement, dans une perspective nietzschéenne, Jeanmart est passée du « d'où venons-nous ? » au « qu'est-ce que notre héritage a fait de nous ? ». Elle dépeint ainsi l'issue de l'esprit de bien des pratiques modernes courantes, telle l'errance loin de soi, qui préside à l'hypocrisie d'une codification outrée de la politesse.

En notre actualité de déperdition des valeurs, la morale est « identifiée […] à la politesse » (p. 208). « Humains trop humains », pour reprendre le titre d'un ouvrage de Nietzsche,

---

[10] E. Durkheim, *L'évolution pédagogique en France*, Paris, PUF, 1969, p. 7.

sans intériorité ni projet réfléchi et partagé de construction d'une humanité ensemble, la majorité d'entre nous a été encouragée, au nom d'un pseudo « oubli de soi » (p. 206), typique des *Institutions cénobitiques* de Cassien, à remettre le « souci de soi » socratique entre les mains de bergers anonymes, gouvernants ou pasteurs, par suite de la désertion des nomothètes aristotéliciens.

Et comme l'homme ne peut vivre sans mythe, on a fini par persuader cette masse rivée à la plate superficie des choses, qu'être moral, c'est faire un bon étalage de la mimique des « usages particuliers définis par l'institution comme adéquats » (p. 208), usages à travers lesquels on poursuit un spectre d'esprit[11].

Très critique à ce sujet, Jeanmart s'inscrit, pour sa part, dans une démarche d'appropriation et de progrès. Respectueux de la relation au cénobitisme oriental et incluant la question du pouvoir, son livre est peut-être un pas décisif vers l'aurore de systèmes ou de pratiques éducatifs typiquement contemporains.

Car la question de « la communauté », qui « nous hante, nous déserte ou nous embarrasse[12] », face aux risques d'un nivellement déshumanisant à l'ère de la mondialisation, exige, de la part des spécialistes de la formation et des gouvernants, l'intelligence d'un « accompagnement[13] » efficient vers la construction d'un Soi, tant personnel – exercé au nom du

---

[11] Pour un philosophe comme M. Heidegger, en pareille situation, l'unique but de la pensée sera de « maîtriser le danger d'obscurcissement du monde » et de parvenir à « un réveil de l'esprit » (M. Heidegger, *Introduction à la métaphysique,* traduction française de Gilbert Kahn, Paris, Gallimard, 1967, p. 61).

[12] J-L. Nancy, *La communauté affrontée*, Paris, Galilée, 2001, p. 26.

[13] Le concept d'accompagnement renvoie, pour M. Beauvais, à une « démarche visant à aider une personne à cheminer, à se construire, à atteindre ses buts » (M. Beauvais, « Des principes éthiques pour une philosophie de l'accompagnement », dans *De l'éducation permanente à la formation tout au long de la vie, Savoirs,* n° 6, Paris, L'Harmattan, 2001, p. 101).

« courage de la vérité[14] » –, que communautaire, – par un certain stoïco-aristotélicisme[15].

[14] Tel le « fou » du roi, le soi « parrhèsiaste » est capable, « contre la folie, contre l'aveuglement » possible « du maître », de dire la vérité : il « se dresse, [...] va dire le vrai, et par conséquent limiter par là la folie du maître » (M. Foucault, *op. cit.*, p. 148). Sa démarche, cependant, peut ne pas engager toute la communauté.

[15] L'enjeu n'est-il pas de faire advenir un monde, une communauté de « parrhèsiastes » ? Le stoïcisme politique d'accentuation aristotélicienne que recèle entre autres thèmes le texte de Danielle Lories, *Le sens commun et le jugement du* phronimos, *Aristote et les Stoïciens*, Louvain-la-Neuve, Peeters, 1998, et auquel fait d'ailleurs allusion Jeanmart (p. 90), gagnerait à être approfondi à cet effet. Il s'agirait de discuter les positions de Foucault, pour qui la philosophie n'a pas vocation à s'occuper de « la justice et de l'injustice dans la cité » (*op. cit.*, p. 295) mais plutôt de « la question du sujet dans la politique » et donc des seules conditions pour que le *parrêsiaste*, en posture de « souverain », sache éviter d'« être l'agent lui-même de l'injustice » (*idem.*, p. 294).

2. FAIRE DE LA POLITIQUE AUJOURD'HUI : DU COURAGE

Rencontrera-t-on aujourd'hui une communauté de « parrhèsiastes », ces praticiens du courage de la vérité qui, dans le champ politique, apparaîtront des « nomothètes » ? Le stoïcisme politique d'accentuation aristotélicienne, autre expression de la nomothétique, n'est-il pas un vœu pieu ? Bref, peut-on faire de la politique aujourd'hui ? En a-t-on seulement le courage ? C'est qu'il faudrait bien du courage pour s'engager avec les autres par ces temps de crises (économique, écologique, sanitaire, éthique, etc.) sur fond de crise du politique. Aux fins de discuter ces questions, nous proposons de relire un texte qui date de quelques années maintenant.

Le[16] texte que nous voudrions présenter, paru à l'entame de la dernière décennie, en offrant une histoire philosophique qui embrasse la thématique en question dans sa dimension aussi bien passée qu'actuelle, nous semble toujours actuel, vu la pertinence politique du sujet qui est le sien. Pertinents, le texte et son contenu le sont d'autant plus que leur contraire, la lâcheté qui rend complice de la mort du politique et de la trahison des peuples, semble déterminer de part en part l'époque contemporaine. Ce texte est celui du courage.

Le texte *Du courage*[17] de Thomas Berns, Laurence Blésin et Gaëlle Jeanmart, se présente comme une analyse critique des politiques modernes du courage. Cette critique nous semblera déterminante car elle a pour bienfondé de

---

[16] Ce chapitre est la version adaptée d'un compte rendu inédit *Du courage : une histoire philosophique,* de Thomas Berns, Laurence Blésin et Gaëlle Jeanmart.

[17] Éditions Les Belles Lettres, 2010, 304 pages, 14 euros.

conduire l'intellectuel, souvent rêveur, vers le collectif, ce dernier étant en attente d'un leader.

La vertu du courage nous semble pouvoir encourager le leader et sa communauté vers un engagement social susceptible de réveiller les sources contemporaines du politique. Bien que présentant les politiques du courage, ce texte nous semble pouvoir servir à fonder, chez le lecteur en quête des sources d'un agir sensé, le fondement d'un engagement vecteur de changement durable.

Les politiques du courage débutent avec Machiavel et s'inscrivent dans le cadre d'une longue pensée républicaine allant de Cicéron à Hannah Arendt (p. 127). Elles ambitionnent de libérer la société occidentale de l'hétéronomie et la « psychologie des sentiments négatifs » (p. 111) supposément distillées par les doctrines chrétiennes de la vertu.

Or, (nous l'expliciterons en fin d'ouvrage) accuser le christianisme d'avoir originellement perverti l'idéal politique grec, n'est-ce pas oublier l'anéantissement du Christ? L'anéantissement du Christ « correspond, dans la pensée et la langue de Platon, à l'auto-ipséité fondamentale qui, selon lui justifie seule l'attribution de l'être, parce qu'elle seule la constitue » [18]. Avoir l'être personnel n'est possible que par le fait de s'anéantir. Car seule l'expérience du Néant confère l'Être dont l'éminence n'est autre que l'Être-avec. Lequel, en tant qu'il communautarise, est politique. Tel est l'enseignement d'E. Gilson. C'est cet enseignement que refuse le néoplatonisme. En accusant le christianisme d'avoir perverti l'idéal politique grec, G. Jeanmart oublie la portée politique de l'anéantissement chrétien.

Accuser le christianisme d'avoir dévoyé l'idéal occidental du politique dont le fondement est l'altérité,

---

[18] E. Gilson, *L'être et l'essence*, Paris, Vrin, 2ième éd., 1987, p. 28.

n'est-ce pas, pour le dire avec Yves Meessen[19], prendre à la légère l'opinion selon laquelle pour le philosophe grec, l'anéantissement contredit la réalité véritable[20].

La réalité véritable, chez le Grec, consiste à « posséder toujours en même façon son identité avec soi-même »[21]. Pour Platon en effet, seul l'être occupe le lieu qui est au-dessus du ciel. Ce lieu, ne peut l'occuper que « l'être qui est sans couleur, sans figure, intangible, qui est réellement, l'être qui ne peut être contemplé que par l'intellect –le pilote de l'âme– »[22] (*Phèdre* 247 c).

A contrario, chez le chrétien, véritable est la réalité qui, n'étant pas étrangère à ce qu'enseigne le *Phèdre,* a en plus la qualité « d'un dieu qui se nourrit d'intellection et de connaissance » non pas « sans mélange », mais par mélange des natures humaine et divine car le Verbe qui est Dieu, ainsi que l'enseigne le Prologue de Saint Jean, a pris la couleur des Juifs et la figure de l'homme en tant que par essence il est tangible : il est en même temps chair.

En conséquence, la vertu chrétienne de l'humilité, ce fondamental accueil de l'autre par anéantissement de soi et dont la *kénose* constitue le proto-phénomène, étant méprisée par l'Occidental, chez celui-ci, « l'exclusion de l'*autre* hors de l'être est une nécessité. Dans un tel contexte, il est normal que les disciples de Platon ne puissent ni admettre la révélation de l'être dans un anéantissement, ni lui rendre gloire de leur donner la vie et l'intelligence. La transcendance affirmée doit être aussitôt niée ».

À l'épreuve d'un tel oubli du fondement chrétien du politique établi sur la positive altérité inhérente à la vertu

---

[19] Voir : Meessen Y., « Platon et Augustin : mêmes mots, autre sens », *Revue des sciences philosophiques et théologiques*, vol. 89, no. 3, 2005, pp. 433-458.
[20] Cf. Platon, *Phèdre* 247 c, 247 e, 249 c ; *Sophiste* 248 a.
[21] E. Gilson, *op. cit.*, p. 30.
[22] Platon, *Phèdre*, trad. L. Brisson, Paris, Flammarion, 2011, p. 1263.

de l'accomplissement du moi dans la transcendance comme l'abaissement de soi qui est élévation de l'Autre, T. Berns, L. Blésin et G. Jeanmart imputent au christianisme la responsabilité des ténèbres qui empliraient l'âme occidentale.

Aussi, pour Berns, Blésin et Jeanmart qui semblent ne plus pouvoir retrouver la source véritable de l'hétéronomie propre aux sentiments négatifs inhérents à la psychologie occidentale, l'idée d'« accomplissement d'une valeur individuelle » (p. 166) qu'ils attribuent maladroitement au christianisme, idée qu'il disent pourtant avoir été conçue du platonisme et être née du stoïcisme, auraient entraîné, dès le IIe siècle, « le recul du politique » (p. 114). (Par un où le stoïcisme politique espéré par nous reste-t-il, peut-être une vue de l'esprit).

Face à l'incommunicabilité du renoncement chrétien à la volonté propre au nom d'une *Cité* d'Augustin menaçant la « pensée républicaine romaine », les politiques du courage se réclamant de cette romanité s'établiraient sur « la maîtrise rationnelle de l'histoire » (p. 166) et le modèle des « États qui se construisent de manière collective, anonyme et [...] grâce aux dissensions » (p. 169), (pourquoi pas le consensus davantage démocratique, ou même l'unité de l'Esprit, chrétien) fondant « la vertu du courage comme centre de la pensée républicaine » (p. 177).

Par la suite, lorsque les théoriciens modernes du pouvoir se donnent pour mission d'implémenter dans l'actualité les politiques du courage, c'est dans un dessein bien précis, celui d'une philosophie des Lumières consciente de « la fragilité » (p. 176) de l'action politique en lutte contre l'ignorance qui en élisant à son tour Platon, ne retient de celui-ci que la pensée du « pouvoir de la raison » (p. 177), (mais *quid* du pouvoir des émotions ou même de l'Esprit du Christ fondateur de ce qu'Augustin dénomme *La cité de Dieu* ?).

Les politiques du courage, pour être typiquement modernes, commencent par allier la rationalité du pouvoir héritée de Platon à la psychologie des passions « de la peur et de l'[...] intérêt pour soi » (p. 129) qui président aux « actes rationnels » (p. 126) d'une société d'individualités prétendument cloisonnées depuis le monachisme monacal médiéval chrétien[23].

Évacuant d'emblée la pratique antique de l'héroïsme comme vertu morale de ceux « qui sont capables de se mettre consciemment en risque pour d'autres ou pour une cause qui les dépasse » (p. 14), le courage moderne, qui met logiquement l'individu au centre du jeu politique, procède de ce qui « depuis Platon jusqu'à l'expertise contemporaine » (p. 177) fait de la raison individuelle poursuivant son intérêt « et la violence que produit cette raison » (p. 177) le moteur de l'action politique, au point d'imputer à cette individualité isolée toute la responsabilité du devenir collectif.

Ainsi, se déployant au travers d'une distorsion du courage éthique, le projet politique moderne reste étranger aux expériences collectives du courage conjoignant savoir et pouvoir. C'est à interroger thématiquement les « formes de courage » (p. 18, 19) morales et politiques quant à leurs capacités d'ouvrir à un partage social de la responsabilité du devenir contemporain, que se préoccupent Thomas Berns, Laurence Blesin et Gaëlle Jeanmart.

À leurs yeux, l'homme moderne a été vidé de l'axiologique courage originairement antique et puis coupé de toute expérience collective allant dans ce sens. Berns, Blesin et Jeanmart posent donc la question suivante : saurait-on encore accompagner vers une pratique éthique et collective du courage répondant de l'avenir d'une humanité connaissant et agissant dans les limites de son pouvoir, si

[23] Voir à ce sujet : G. Jeanmart, *Généalogie de la docilité dans l'Antiquité et le Haut Moyen-âge*, Vrin, Paris, 2007.

tant est que tout acte politique semble soumis aux injonctions de l'intérêt individuel et de la violence que produit cet intérêt ? Une alternative est-elle possible ?

Berns, Blesin et Jeanmart se proposent de répondre par l'affirmative à une telle question, en offrant une étude de l'histoire du courage regardante de l'éthique du futur issue de l'hyperbolique de la peur énoncée par H. Jonas et illustrée comme chez Foucault par la connaissance des moments historiques d'une réflexion du pouvoir et du savoir (p. 19), connaissance doublée d'une expérience contextuelle où comme chez Dewey le savant participe à la construction des dispositifs de confiance sociale et d'engagement (p. 273).

C'est même ce retour à l'origine de nos pratiques politiques actuelles, où ils rencontrent les expériences morales et philosophiques grecques du pouvoir qui rend Berns, Blésin et Jeanmart attentifs à l'inflexion décisive subie par la notion du courage chez les théoriciens du pouvoir dans la modernité.

Leur ouvrage, traversé par la quête du courage politique, ce qui témoigne de l'inscription de ses auteurs dans la lignée des travaux d'Arendt et de Foucault respectivement sur l'action (p. 245) et le gouvernement de soi et des autres[24], comprend trois parties.

La première présente « Les morales du courage » (p. 21-122) et analyse d'abord « La naissance d'une conception morale dans la Grèce antique » (p. 21-50), ensuite « Le courage de la vérité dans la philosophie morale » (p. 51-93) et puis « Le courage comme effort patient » (p. 93-122).

La deuxième partie porte sur « Les politiques du courage » qualifiant « Le courage des Modernes » (p. 123-202). L'attention des auteurs se focalise sur le fondement psychologique de ces politiques, « Les passions modernes :

[24] Cf. M. Foucault, *Le gouvernement de soi et des autres*, Paris, Gallimard/Seuil, 2008.

la peur et l'intérêt » (p. 123-132) notamment, ensuite sur les traits de ce courage, « Le courage comme saisie de l'occasion » (p. 133-139) et « le courage comme excès » (p. 140-165) en particulier. Cette partie se poursuit avec « Rome, le républicanisme et le caractère collectif du courage » (p. 166-177) pour se clore sur « Le courage comme connaissance » (p. 178-202).

La dernière partie du texte, qui situe « Le courage des contemporains » au regard de la « Fragilité », du « risque » et de l'« incertitude » marquant le contexte actuel, met en débat « L'exemplaire et l'incertain » (p. 203-229) sous l'éclairage de trois conceptions complémentaires du courage : « Le courage comme heuristique de la peur » chez « Hans Jonas » (p. 230-229), « Le courage de se mesurer au monde » chez « Hannah Arendt » (p. 243-257) et enfin le « Courage et » la « confiance sociale » chez John Dewey (p. 258-284).

2.1. Les morales du courage

Dans la première partie du livre, les auteurs étudient respectivement l'expérience, la philosophie et la psychologie qui tour à tour déterminent le courage comme vertu morale chez les Anciens, autrement dit la force caractérisant l'âme qui en résistant, se pose et s'oppose à autrui et à soi-même (p. 23).

Ils examinent comment dans la tension entre l'héroïsme populiste et l'héroïsme guerrier chez Homère et Aristote où peut être pris le rapport à soi, celui-ci incline vers une éthique pédagogique et politique du philosophe chez Socrate et Platon, puis vers le courage d'endurer et de décider propre au religieux chez Augustin.

S'intéressant d'abord au courage comme *virtus*, ils opposent « la *sophrosunè*, la « maîtrise entière de soi »[25] - au travers de l'éthique centrée sur le sujet et du savoir qui doit accompagner le courage (p. 51), à un autre concept, la *mimèsis,* l'imitation dont tient l'héroïsme qui lie le courage à la visibilité du geste d'éclat, ce qui leur permet de rediscuter à partir d'Arendt, le lien du « courage moral » socratico-platonicien au « courage militaire » homéro-aristotélicien procédant d'un « instinct guerrier » (p. 52) et de la virilité pouvant en émaner.

À la racine, le romain *virtus* -de *vir* (l'homme), découle de l'indo-européen *ner,* qui lui-même procède d'*anèr* (le mâle), et renvoie à la virilité (p. 32). Caractérisant la virilité de l'homme[26] à la guerre comme condition de réalisation de soi dans le rapport à la société, la *virtus* ou vertu du courage militaire recèle une dimension philosophique et politique.

Vertu qui chez Platon s'entend de la limitation de soi[27] au détriment de la « férocité un peu bestiale »[28] pouvant répandre le chaos par les armes, et qui devient art d'enseigner au disciple la maîtrise de soi et de s'opposer à la folie du tyran, sans égard pour quelque « éthique »[29]

---

25 M. Detienne, « La Phalange : Problèmes et controverses », in J.-P. Vernant (dir.), *Problème de la guerre en Grèce ancienne*, Paris, Seuil, 1999, p. 121, 122.

26 Berns, Blésin et Jeanmart soulignent la complémentarité mythologique qui existe entre la guerre et le mariage, le mariage étant pour la femme ce que la guerre constitue pour l'homme (J.-P. Vernant, *Problèmes de la guerre dans la Grèce ancienne*, Paris, Mouton, 1968, 15).

27 E. Gros, *Etat de violence. Essai sur la fin de la guerre*, Paris, Gallimard, 2000, p. 19.

28 Platon, *République*, 309d-e.

29 C'est « parce que l'éthique chevaleresque demeurait au centre de l'idéal grec qu'Homère, interprète imminent de cet idéal, a été choisi et retenu comme texte de base dans l'éducation » (I. Marrou, *Histoire de*

homérique du spectaculaire tributaire d'une pédagogie[30] de l'imitation (p. 42). Or, la *mimesis*, définie comme imitation, s'avèrera incapable de répondre au dessein socratico-platonicien d'autodétermination inhérent à l'éducation au courage.

Ils mettent en perspective le rapport entre histoire et politique dans le processus de détermination de l'acte moral, en s'appuyant sur la position d'Arendt pour qui « le mot héros à l'origine, c'est-à-dire dans Homère, n'était qu'un nom donné à chacun des hommes libres qui avaient pris part à l'épopée troyenne et de qui l'on pouvait conter l'histoire »[31].

Berns, Blésin et Jeanmart révoquent cette épopée faite d'actions d'éclat fondée sur « l'instant » (p. 65) pour prendre le parti de Platon qui privilégie une « temporalité fondée sur la durée » (p. 65) et selon qui en contant l'histoire, le poète « pare de gloire des myriades d'exploits des Anciens et ainsi » bâtit « l'éducation de la postérité »[32] sur un « inimitable que tous veulent imiter, le *paradeigma* » (p. 43).

Les auteurs se montrent sensibles à ce paradoxe de l'inimitable au fondement de l'activité éducative sociale, tout en rapprochant au passage l'épopée homérique faisant du héros « le vecteur de visibilité des intentions divines » (p. 41) et la métaphore platonicienne du dieu invisible tirant les ficelles de l'histoire des hommes.

Berns, Blésin et Jeanmart attestent par-là l'idée arendtienne selon laquelle « les histoires vraies, par

---

l'éducation dans l'Antiquité, t. I, Paris, Seuil, « Points-Histoire », 1975, p. 34).

[30] Platon, *République*, X, 606e sq. « Homère était le livre de chevet de tout grec cultivé et cela jusqu'au Moyen Âge byzantin » (Berns, Blésin et Jeanmart, *Du courage*, *op. cit.*, p. 42)

[31] H. Arendt, *Condition de l'homme moderne*, trad. G. Pradier, Paris, Calman-Lévy, « Agora », 1983, p. 244.

[32] Platon, *Phèdre*, 245a.

opposition à celles que nous inventons, n'ont point d'auteurs »[33]. Questionnant du coup l'anonymat qui hante l'héroïsme de cet inimitable que s'approprient les élites aristocratiques et après quoi soupire la majorité des hommes éduqués par Homère, ils quêtent la source d'une véritable responsabilité politique, qui impliquerait un « dosage » des valeurs en présence – ce dosage étant le signe d'une moralité qui tire son essence de la justice dont le symbole est la balance.

Leur enquête ne concerne plus tant la portée de l'acte courageux reconnu dans la moralité populaire et aristocratique, que les moyens et les fins autres que les biens périssables « (biens extérieurs, prestige, vie même) » [34] récusés par Socrate et Platon.

Ils partent du *Lachès* où Platon, définissant le courage comme « la fermeté de caractère liée à une connaissance des périls » (p. 59), en fait « une valeur culturelle réfléchie » (p. 56) dont l'essence, au regard des périls, consiste dans le distinguo entre la connaissance technique des risques objectifs et des chances de succès selon les alternatives, et la connaissance éthique de la valeur morale des possibilités en présence.

Berns, Blésin et Jeanmart, ainsi, entendent le courage au sens d'une pesée de valeurs (p. 61). Valeurs sous-entendant l'examen de soi et la « droiture d'opinion concernant les choses à craindre » qui déterminent le courage dans la *République* (429c et 430b), conformément aux « idées de justice » qui, bien qu'approchées par Aristote à travers l'idée de la juste mesure, demeurent aux yeux de Berns, Blésin et Jeanmart, étrangères à ce philosophe.

---

[33] H. Arendt, *La condition de l'homme moderne*, *op. cit.* , p. 243.

[34] M. Canto-Sperber, « Courage », dans le *Dictionnaire d'éthique et de morale*, Paris, PUF, p. 334.

Car pour Platon, être courageux consiste non seulement à peser les valeurs, mais également à mesurer les moyens d'atteinte de ces valeurs et à les adapter à la finalité la meilleure, cela à partir d'une enquête éthique présidée par un principe de cohérence.

Les auteurs voient précisément dans l'acte courageux, le procès d'une éthique bâtie sur le principe de cohérence (p. 61). Celui-ci obéit à la maxime platonicienne suivante : « je préférerais [...] que la majorité des hommes me contredise, plutôt que de n'être pas, à moi tout seul, consonant avec moi-même et de me contredire »[35].

Ce principe de cohérence, Berns, Blésin et Jeanmart l'entérinent auprès d'Arendt qui, ayant décelé dans ce libellé la naissance de la conscience morale en Occident (p. 62), l'atteste au sens où « si j'agis mal, je suis condamné à vivre avec l'auteur de ce mal dans une intolérable intimité »[36]. La référence à une telle intimité permet à Berns, Blésin et Jeanmart de discriminer entre celui qui parle depuis la raison et la déliaison de l'âme et du corps et celui qui parle depuis la passion et la peur de mourir (p. 63).

Or si comme le précise Aristote, « on appellera (...) courageux celui qui demeure sans crainte en présence d'une noble mort »[37], les auteurs font état d'une « moralisation du courage » (p. 52) mettant en ballotage le Stagirite immergé dans « un monde qui ne connaissait pas la paix » (p. 52) et ne pouvant entrevoir de cadre autre pour l'expression du courage que celui imposé par le « champ de bataille » (p. 52).

Plus qu'une mise en balance des faits prototypique du héros homérique Hector qui sur le champ de bataille préfère mourir que fuir le combat, Berns, Blésin et Jeanmart

---

[35] Platon, *Gorgias*, 482b-c.

[36] H. Arendt, *Responsabilité et jugement*, trad. J.-L. Fidel, Paris, Payot, 2005, p. 118.

[37] Aristote, *Ethique à Nicomaque*, 9, III5a 25-35.

privilégient une comparaison des valeurs en présence dans ces faits, faisant culminer le courage antique dans l'expérience de Socrate qui, à cause que « mourir n'est pas une fin éthique en soi » (p. 60), accepte de mourir parce qu'il ne pourrait vivre qu'en acceptant d'être injuste et malhonnête.

En suivant ces enseignements de Socrate repris par Platon, les auteurs appréhendent le courage au sens de « la liberté que donne la connaissance de la situation objective et la liberté pour le sujet de se donner à lui-même les principes et valeurs qui président à ses actions » (p. 66).

Cette liberté est pensée en lien avec l'action ce, par égard pour une extériorité contraire à l'apparence, au sens où si « l'acte est le lieu d'épreuve et de vérité du courage » (p. 66), l'apparence toujours s'oppose à l'être, y compris dans le cas du « courage militaire » (p. 54) dont Aristote fit le seul véritable courage, duquel déclinerait selon lui des formes tel le courage politique.

En arguant finalement avec Cicéron, qu'Aristote se pose contre la tradition philosophique qui, de Socrate à Platon aux stoïciens, définit le courage comme « une vertu au service de l'équité »[38], Berns, Blésin et Jeanmart rangent davantage Aristote aux côtés d'Homère que de Socrate.

Car pour l'auteur de l'*Ethique à Nicomaque*, « les dangers de la guerre » sont par excellence le lieu de la « noble mort »[39] ; noblesse du coup dépouillée de motivations comme le sens de la justice et de dispositions « morales » permettant l'acte courageux, « la force de caractère ou la continence » (p. 52) en particulier.

Par où les auteurs soutiennent-ils que la *sophrosunè,* comme autolimitation de soi, est plus typique du courage

---

[38] Cicéron, *Traités des devoirs*, Livre I, dans *Les Stoïciens*, E. Bréhier (dir.), tome 1, Paris, Gallimard, 1962, p. 517.

[39] Aristote, *Ethique à Nicomaque*, 9, *op. cit.,* III5a 25-35

que la *mimèsis,* ce mimétique anonymat du geste guerrier auquel on a voulu le limiter.

Les auteurs dépassent les valeurs codifiées qui comme chez Aristote libéreraient le sujet d'une enquête conduisant à une éthique de la cohérence et du rapport à soi qu'elle implique, et de l'abolition de la conception classique du courage comme « la force impétueuse et brève d'un acte d'éclat » (p. 64) élue par Homère.

C'est que pour Berns, Blésin et Jeanmart, l'avantage de la *sophrosunè* sur la *mimèsis* guerrière tient dans la dimension théorique inhérente au « naturel philosophe »[40]. Celui-ci s'expose au sérieux du réel au travers d'« un usage du *logos* » (p. 57) qui dit une manière de vivre exprimant « un devoir de vérité » se mutant d'abord en « devoir de courage » (p. 58) dans la pratique pédagogique.

2.2. Les politiques du courage

La manière de vivre conforme à la soumission et au service individuel de soi à la vérité se mute, sous la plume de T. Berns, L. Blésin et G. Jeanmart, en exercice du « courage de la vérité dans le champ politique devant l'assemblée du peuple » (p. 59), en vue de « réintroduire [la] différence éthique (la maîtrise de soi [...]) dans le politique (le gouvernement des autres) » (p. 78).

Les auteurs s'intéressent dès lors au courage de la vérité comme la *parrêsia* découlant d'un rapport à soi sain (p. 78) relevant du naturel philosophe, et se transmutant comme éducation de « l'*éthos* individuel du prince »[41] via ce que Foucault nomme un « pacte parrêsiastique » (p. 76) dénué de *pseudos*, de flatterie.

---

[40] *Cf.* M. Dixsaut, *Le Naturel philosophe. Essai sur les dialogues de Platon*, Paris, Vrin/Les Belles Lettres, 1994.

[41] M. Foucault, *Le courage de la vérité,* Paris, Gallimard/Seuil, 2009, p. 57.

Berns, Blésin et Jeanmart opposent alors « la *dunasteia*, la « politique comme expérience », au travers du conseil politique et de la persuasion, à un autre concept, la *politeia,* le contrat fondamental qui établit une constitution idéale ou qui analyse les constitutions passées et présentes, ce qui leur permet dans la lignée des M. Dixaut, S. Delcomminette et autre E. Foucault, de poser à nouveaux frais chez Platon le problème du lien de la dialectique à l'*épistémè*, cette théorie des idées rejetant la pensée politique et légitimant « une pensée politique totalitaire »[42] (p. 85, note 1).

Dans un premier temps, Berns, Blésin et Jeanmart basent leur lecture du rapport de Platon à la *parrêsia* socratique sur la pensée d'Arendt. Ils partent de ce que si Socrate fait profession de vouloir que l'homme « pense et juge par lui-même », Arendt en dénonce le paradoxe quand Socrate nie la possibilité que tout homme pense par lui-même[43].

Si pour Socrate la *parrêsia,* c'est-à-dire la pratique qui renvoie à « dire tout, *pan rhema,* est dangereuse pour la cité parce qu'elle est la liberté donnée à tous » (p. 73, note 1), en considérant les fondamentaux de la démocratie grecque, l'*isonomia*, égalité devant les lois et l'*isêgoria*, égalité de parole notamment, Arendt décrie chez le maître de Platon le démembrement de ces fondements de leur complément que constitue la *parrêsia.*

Elle atteste également la dangerosité de Socrate au regard de la cité d'Athènes car ce « dire tout » dénué de cadre normatif peut « rendre pire les mauvais parce qu'il supprime la référence aux cadres traditionnels de la conduite » (p. 89) que reconnaîtra Aristote.

---

[42] Voir : H. Arendt, *Les origines du totalitarisme*, trad. M. Leiris, Paris, Fayard, 1982.

[43] H. Arendt, *Responsabilité et jugement*, trad. J.-L. Fidel, Paris, Payot, 2005, p. 131.

Les auteurs observent ensuite que pour Platon c'est la crise même de la démocratie athénienne qui justifie chez Socrate la prévalence de la *parrêsia.* Ce, d'autant que l'« égalitarisme formel de l'*isêgoria* reflue sur la différence éthique que devrait introduire dans l'agora le discours vrai de celui qui, pour défendre sa conception de l'intérêt commun, parle avec courage » (p. 74, note).

Les auteurs montrent que pour Arendt la « morale socratique n'est *politiquement* pertinente qu'en temps de crise et [que] le soi, pris comme critère ultime de la conduite morale, est une sorte de mesure d'urgence »[44].

Le soi exalté en temps de crise du politique justifie paradoxalement « la solitude du philosophe »[45] que l'auteure de la *Condition de l'homme moderne* rive *in fine* à la vie contemplative.

Dans le second temps, les auteurs se montrent plus critiques à l'égard d'Arendt qu'ils retrouvent à « la frontière qu'elle perçoit entre vie active et vie contemplative » (p. 82). Où, en plus d'enfermer Platon dans l'inopérabilité d'une pensée socratique limitant « le discours franc du philosophe aux bornes d'un rapport psychagogique » (p. 77) incapable d'en faire « un homme public »[46], Arendt a réduit le disciple à l'état d'une *Apologie de Socrate* en regard de quoi la mort de ce dernier consacre la stérilité politique de l'éthique *parrêsiate.*

A contrario, Berns, Blésin et Jeanmart s'inspirent de Foucault qui prend au sérieux la *Lettre VII* de Platon. Qui traduit l'« engagement politique du philosophe » (p. 78). Non plus en démocratie mais cette fois dans le régime tyrannique de Denis de Syracus. Où la psychagogie privée héritée de Socrate devient le moteur de l'exercice par Platon du rôle politique de conseiller.

---

44 *Ibid.* .

45 *Ibid.* .

46 Platon, *Apologie de Socrate*, 32a.

Berns, Blésin et Jeanmart soulignent que contrairement à Arendt n'ayant pu accéder à la vérité des lamentations platoniciennes selon lesquelles « la vérité impuissante [...] est [...] aussi méprisable que le pouvoir insoucieux de la vérité »[47], Foucault part précisément de « ce qui fait que le discours philosophique n'est pas un discours vain, qu'il dise vrai ou pas » (p. 84).

Foucault soutient que, face à la réalité du discours, « quand Platon s'inquiète de n'être que *logos*, pour toucher à la tâche même, il pose la question du réel de la philosophie » (p. 84), ce réel que déterminent les deux bases du renouveau politique platonicien : le comportement et la temporalité appropriés.

En effet, si comme l'enseignait Socrate, « tous ne peuvent pas entretenir un rapport à soi sain » (p. 78), pour Platon il apparaît « possible que l'âme individuelle du Prince soit éduquée à ce rapport sain, comme Cyrus qui autorisait le franc-parler de ses chefs et honorait ceux qui pouvaient donner un avis critique »[48] (p. 78).

Et, si l'essence du « dire tout » inhérent à la *parrêsia* induit une temporalité longue et non point celle d'une crise passagère, c'est moins la *rhema parrêsiastique,* que la réalité imposée par les *kairoi*, les occasions, et la présence d'amis dans l'entourage du pouvoir, qui permirent le « positionnement circonstanciel » de Platon à la cour du roi.

Où, ayant su s'adresser à la volonté politique du monarque (p. 86), il exerça un logos relevant surtout d'une pédagogie de la persuasion. Cette pédagogie qu'à la suite de Platon, les auteurs font procéder de la métaphore médicale (p. 88).

Où à l'image de la prescription médicale, le discours vrai du philosophe sera désagréable, l'objectif n'étant pas

---

[47] H. Arendt, « Vérité et politique », *La crise de la culture*, trad. Sous la dir. de P. Lévy, Paris, Gallimard, « Folio essais », 1972, p. 290.
[48] Voir à ce sujet Platon, *Lois*, 694c sq.

de plaire mais de soigner (p. 88), ce qui justifie selon Berns, Blésin et Jeanmart que quand le régime est mauvais l'on promeut le naturel philosophe (p. 90) au rôle essentiellement « critique » déprécié d'Arendt.

Les auteurs font de la crise politique et la nécessité de porter des soins à un organisme politique malade via l'*ethos* du tyran le justificatif de la *parrêsia* éthique de Socrate devenue chez Platon exercice du conseil politique.

Ils critiquent avec Foucault la séparation arendtienne entre vie contemplative et vie active ce, en observant néanmoins que Platon et Foucault se limitent à enseigner au gouvernant ce qu'il à *être* plutôt qu'à faire.

Le « ce qu'on doit être » oblige le courage éthique du philosophe non seulement à s'ajuster à la capacité d'écoute du prince mais à dépendre d'une diplomatie qui même si elle prend la mesure du public au « risque de défaire le lien social » (p. 92), pose toujours la question de l'efficacité politique des pouvoirs de la rationalité grecque.

D'autant que, si à l'image de Platon, les philosophes antiques avaient une vision juste des principes moraux de l'action, ces derniers n'échappent guère aux attaques des Pères de l'Eglise. Ceux-ci leur reprocheront de ne pouvoir donner les outils de transformation des individus qu'Augustin notamment décryptera dans une intervention de la Grâce divine (p. 95).

D'où l'élection par les Médiévaux du christianisme comme le « seul mode d'être » (p. 94) susceptible de rendre le rapport à soi anthropologiquement opérant, cela non seulement à travers la mutation de l'action politique et du combat éthique des Anciens vers la question médiévale de l'intention et la décision (p. 95).

Le christianisme convertirait également la thématique du courage attribué au geste éclatant du héros homérique en l'humilité la plus complète - acquise via l'obscurité du renoncement à soi[49].

Ce courage inhérent à l'éthique de l'humilité (p. 100) constitue le premier lieu de clivage entre la liberté créatrice du soi et de la communauté grecque et le renoncement à soi chrétien.

Berns, Blésin et Jeanmart observent en effet que tant les *Confessions* d'Augustin que les *Conférences* de Cassien définissent le courage comme une morale de la négativité. Où le sujet quête seul en soi l'œuvre du mal en mobilisant les armes mentales, mais également comme la résistance du moine au découragement (p. 103) et le renoncement à soi signant sa nature pécheresse.

S'appuyant sur R.-A. Gauthier qui témoigne des difficultés de Thomas d'Aquin à concilier la *mégalopsychia* antique d'Aristote avec l'*humilitas* chrétienne d'Augustin, Berns, Blésin et Jeanmart commencent par faire de la vertu du courage le lieu du « divorce entre la morale chrétienne et la morale grecque » (p. 98).

La morale chrétienne est bâtie autour des vertus de la prudence, la tempérance et la justice, déjà définies par Platon dans le livre IV de la *République,* et dont Cicéron souligna la reprise par les stoïciens et les épicuriens (*Des fins*, I, 13-16).

Ces vertus ont également été évoquées tant par Philon d'Alexandrie dans le judaïsme hellénisé via le IVe livre des *Maccabées,* que le livre grec de la Sagesse (8,7) dans l'*Ancien Testament.*

Les chrétiens, par le biais d'Ambroise dans le *De sacramentis,* qualifient prudence, tempérance et justice de vertus « quasi cardinales ». Qui s'établissent sur une quatrième vertu en constituant le *cardo* ou pivot, en l'occurrence le courage.

---

[49] R.-A. Gauthier, *Magnanimité : L'idéal de la grandeur dans la philosophie païenne et dans la théologie chrétienne*, Paris, Vrin, 2002.

Le courage constitue la force qui assure « la fermeté et la constance de l'effort dans la [...] résolution de résister aux tentations » (p. 97). Les quatre vertus cardinales sont bonifiées de trois vertus « théologales » : la foi, l'espérance et la charité.

Berns, Blésin et Jeanmart éclairent le divorce des vertus cardinales et des vertus théologales d'avec la morale grecque à la lumière de l'ajout chrétien des vices au travers des sept péchés capitaux.

L'alliage des vertus chrétiennes aux péchés capitaux détermine selon les auteurs « la morale chrétienne comme une morale négative de la faute et de l'humilité nécessaire au salut » (p. 98).

Pour Berns, Blésin et Jeanmart, à l'opposé de la morale grecque aristotélicienne, où seules « les actions sont à l'origine de la production de la vertu »[50], la vertu chrétienne apparaît hors de portée en cette vie, son horizon approché « négativement dans un combat *contre* les vices, inachevé par principe » (p. 99).

Le courage chrétien est en particulier allié à la « solitude et défini comme la capacité d'affronter » seul « ses tourments » (p. 105). Ce courage n'a plus rien de commun avec le courage de tenir son rang dans la collectivité grégaire appelée armée (p. 105) chez les Grecs.

Selon les auteurs, ce courage maintient pourtant le chrétien dans « un programme de vie quotidienne, même lorsque le sens de ce programme échappe » (p. 104).

Les auteurs déterminent la spécificité de la vertu chrétienne du courage dans l'indifférence *acédique* qui en parachève la portée apolitique. L'*acédie* provient du grec *akèdia*, « indifférence », et culmine dans la vie érémitique ou semi-anachorétique (solitaire) des moines.

---

[50] Cf. Aristote, *Ethique à Nicomaque*, II, I, 1103b-7sq.

Les moines se distinguent des cénobites à la vie conventuelle (communautaire). Les premiers tirent leur force dans le combat pour maintenir « vivant le projet d'une vie solitaire consacrée à Dieu » (p. 104) avec la psychologie d'introspection l'accompagnant.

S'intéressant dès lors à la psychologie du courage chrétien, (p. 108-121), Berns, Blésin et Jeanmart la perçoivent à l'aune de cette morale qu'ils appréhendent selon un concept foucaldien, l'herméneutique de soi (p. 111).

Chez Foucault, l'herméneutique de soi procède d'un travail sur soi-même en vue de la connaissance de l'homme naturel gisant à l'intérieur. S'inspirant de Maria Daraki, les auteurs demeurent sensibles à l'histoire de cet « homme naturel » qui chez les Grecs faisait l'objet d'un projet d'évacuation face auquel « accepter de le connaître serait commencer à le reconnaître »[51].

L'*homo naturalis* est rejoint, chez les chrétiens, en se faisant l'observateur attentif conscient de mener une « recherche »[52] qui consiste dans l'effort pour chercher « en soi la source du mal » (p. 113).

Dans ce travail de recherche, « l'excellence ne se manifeste plus au regard de tous » (p. 110, 111) comme dans la cité athénienne, mais dans l'intériorité où tiennent ces forces du mal dont la *consuetudo*, la *libido* et les passions.

Ces dernières, par leur pression, freinent la décision de cette humanité assignée par la morale chrétienne à une excellence inatteignable structurée par les trois passions

[51] M. Daraki, « L'émergence du sujet singulier dans les Confessions d'Augustin », in *Esprit,* 1981/2, p. 95-115, p. 107.

[52] Augustin, *Confessions*, X, 16, trad. E. Tréhorel et G. Bouissou, introd., notes par A. Solignac, Paris, Desclée de Brouwet, « Bibliothèque augustinienne », 13-14, 1998.

tristes « du découragement, de la paresse et de l'effort impuissant » (p. 111).

Berns, Blésin et Jeanmart qui restent sensibles à l'effort chrétien tel qu'il découle d'une telle impuissance, se montrent attentifs au fait que l'effort n'a plus comme chez les Anciens son expression première dans le passage à l'acte lui-même, mais dans la pénibilité d'une décision d'agir éminemment illustrée chez Augustin, et apparaissant « volonté de vouloir avant d'être volonté de faire ou d'avoir » (p. 113).

La pénibilité de la décision d'agir, les auteurs, se situant auprès du Docteur *subtilis*, la voient procéder d'un vice lié à la forme du fonctionnement de la volonté. La volonté viciée est prise entre deux volontés, l'une voulante et l'autre voulue. L'une et l'autre appartiennent à la même âme déchirée[53].

Cette subdivision de l'âme déchirée sépare les hommes, entre d'un côté les lâches, dont le problème, comme dit Jankélévitch, est la « peur de vouloir »[54], et de l'autre, les courageux, qui s'efforcent de dépasser ce non-vouloir.

Berns, Blésin et Jeanmart sont soucieux d'éclairer la source velléitaire de la morale chrétienne. Dans cette optique, ils signifient que, pour le chrétien comme pour l'homme du stoïcisme duquel celui-ci procède.

Du stoïcisme dont l'influence sur la spiritualité chrétienne demeure la plus forte, l'herméneutique de soi consiste « à se changer lui-même que la fortune ou l'ordre du monde » (p. 114, suite de la note 3 page 113), dans un rapport à soi ayant déserté la cité pour asseoir davantage le recul du politique, domaine de l'action.

---

[53] Augustin, *Confessions, op. cit.*, VIII, IX, 21.

[54] V Jankélévitch, *Traité des vertus*, II, vol. 1, ch. 2, « Le courage et la fidélité », Paris, Champs-Flammarion, 1985, p. 371.

Par l'incapacité politique qu'ils attribuent à la morale chrétienne, les auteurs quêtent pour leur part une pratique probante de la politique.

Aussi, devant l'ambiguïté de la morale chrétienne prise entre hésitation et action, velléité et volonté, les auteurs commencent par élucider leur projet d'une praxis politique probante.

Ce projet selon eux passe un tant soit peu par une réconciliation de la morale chrétienne et de la morale grecque. Ils s'appuient sur la distinction opérée par Thomas entre les deux usages éthiques de la force, l'*aggredere,* agresser, et le *sustinere*, supporter. Où l'un est l'effet d'une impulsion soudaine et où l'autre « ne va pas sans longueur de temps »[55].

Les auteurs via cette dernière idée du courage de la patience d'endurer, réinscrivent le courage chrétien dans la lignée de l'aristotélisme qui en fait une *hexis*, une habitude de l'âme disposant à tenir bon dans l'épreuve.

Berns, Blésin et Jeanmart rendent en effet compte d'une pensée thomasienne aux antipodes de la vulgaire passivité d'une attente du ciel qui prend la douleur pour une « donnée indépassable de chacun des moments de l'existence dans ce monde ». Cette pensée, comme chez W. Baranès[56], perçoit plutôt la douleur au sens d'« un bien en tant qu'une source de renforcement » du chrétien.

Celui-ci, ainsi que Berns, Blésin et Jeanmart le présentent avec Jankélévitch, est « provoqué à répondre à tant de maux par une résistance fière ». Pareille résistance constitue le « signe d'élection de Dieu » qui « n'encourage par des épreuves que ceux qu'il trouve digne de lui »[57].

---

[55] Thomas d'Aquin, *Somme Théologique*, qu. 126, art. 3.
[56] W. Baran7s, "Renoncer au renoncement", in *La patience. Passion de la durée consentie*, éd. Autrement, 1992, p. 20.
[57] V. Jankélévitch, *Traité des vertus*, *op. cit.*, p. 33.

Faisant par la suite place à une conception du courage autre que la patience active de la durée thomasienne, Berns, Blésin et Jeanmart se laissent conduire par le philosophe de la volonté, Augustin, qui propose le courage de commencer.

Le courage de commencer sépare chaque fois la *boulèsis* grecque et la *voluntas* chrétienne (p. 115), le commencement relatif des Grecs et le commencement absolu des chrétiens, le choix des possibles pré-dessinés et la faculté de créer *ex nihilo*, le Je-peux[58] qui s'installant dans une chaîne de possibles choisit celui qui lui convient le mieux (p. 115) et la capacité radicale de commencer liée à la volonté humaine qui, à l'image de celle de son créateur, est capable de créer (p. 116), la connaissance comme « état de passivité qui étale et déploie devant nos yeux tous les aspects d'un problème sans nous donner les moyens de décider », (p. 119) et cet autre courage qui ouvre au « saut périlleux entre la vision de ce qu'il y a à faire et l'acte même » (p. 119).

Ce courage de la volonté n'est plus la *hexis* aristotélicienne mais celui au sujet duquel les auteurs observent qu'il s'arrache de haute lutte en fonction des circonstances, des obstacles intérieurs et de l'état d'esprit (p. 120).

Berns Blésin et Jeanmart ont basé le décryptage du courage des chrétiens sur la reprise thomasienne de l'*hexis* aristotélicienne et sur la créatrice *voluntas* que recèle la pensée augustinienne.

Sur cette base, les auteurs mettent en perspective le courage des Modernes. Celui-ci héritera d'une temporalité courte, celle de l'intérêt immédiat. Non plus héritière du commencement augustinien est la temporalité moderne. Elle tiendra d'un échafaudage.

---

[58] H. Arendt, *Le Vouloir*, t. II de *La Vie de l'esprit*, trad. L. Lotringer, Paris, PUF, « Philosophie d'aujourd'hui », 1983, p. 33.

Qui exprimera un calcul lequel se désolidarise néanmoins de l'habitude de la vertu aristotélicienne. La courte temporalité du courage des Modernes sera ouverte à tout y compris le culte du pouvoir.

Dans la seconde partie de leur ouvrage, intitulée « Les politiques du courage [...] », les auteurs présenteront le moderne culte du pouvoir. De celui-ci, la rationalité n'aura plus rien du mariage avec l'éthique socratico-platonicienne que valorisaient les Anciens.

On verra alors les auteurs mettre les promoteurs du courage moderne en débat avec les Anciens, Aristote et Platon, mais également les Médiévaux, Thomas et Augustin. Cela leur permet de signifier le caractère non partageable, c'est-à-dire non politique, du courage des chrétiens. Ce qui en fait une vertu non moderne (p. 130).

Le courage des Modernes a ceci de particulier qu'en plus de l'exclusivité qu'il aurait de pouvoir se partager, il élit des passions qui s'associent à la rationalité grecque. Caractère partageable, établissement sur les passions, association à la rationalité antique font du courage des Modernes quelque chose qui, selon les auteurs, pour être politique, n'en demeure pas moins ambigu.

Berns, Blésin et Jeanmart commencent par expliciter le fondement psychologique de la modernité, à savoir « les passions modernes » qui sous-tendent les politiques du courage.

Ils rendent compte des pratiques à partir desquelles les Modernes déclasseront le courage de son élévation chrétienne au rang de vertu cardinale. Ils y substitueront les passions de leur civilisation propre.

Il s'agit en particulier de « la peur » que les Modernes rendront civilisatrice en l'associant à « l'intérêt » sous l'idée du calcul comme vecteur de la concorde sociale qui détermine le moteur de la politique (p. 126).

Or là où le courage devient marginal, loin de l'établir sur les figures dominant la philosophie moderne, c'est chez un penseur de l'exceptionnel qui assume tant la sortie du théologico-politique que le sens exclusivement politique motivant l'abandon moderne des doctrines de la vertu (p. 131), à savoir Machiavel, que Bens, Blésin et Jeanmart basent leur lecture du devenir moderne de la question du courage (p. 130).

Les auteurs non seulement voient en Machiavel le pourfendeur de « la dissimulation » qui règne dans « l'âme craintive »[59] de l'humilité chrétienne mais également celui qui plus que tous les Modernes revient à la pratique ayant caractérisé la religion civile des Anciens, le républicanisme romain (Cicéron, Tite-Live...) et Aristote notamment, à savoir la *megalopsuchia*, cette magnanimité de qui « se juge lui-même digne de grandes choses »[60].

Berns, Blésin et Jeanmart démontrent ensuite que tout en privilégiant cet orgueil issu de la religion des Grecs et les rendant plus « acharnés dans leurs actions »[61] par opposition à Augustin et la religion chrétienne taxés de rendre le monde faible (p. 160), Machiavel qui retient des Anciens la pensée de la division et la culture des conflits (p. 162), révoque la tradition du « juste milieu » élue par Aristote[62] au profit de l'excès.

Par où Machiavel s'accorde-t-il avec les Romains pour privilégier l'indisponibilité du temps et la *virtù*

---

[59] Aristote, *Ethique à Nicomaque*, 1124b 18.
[60] *Ibid.*, 1123b 2-3.
[61] N. Machiavel (*Tutte le opere*, Sansoni editore, Firenze, 1971, traduit de l'italien et cité depuis l'italien suivant l'édition de Mario Martelli et abrégé comme suit : *Discori sopra la prima deca di Tito Livio : Disc., Principe : Princ.*), *Disc.*, II, 2, p. 150.
[62] Cf. Aristote, *Ethique à Nicomaque*, II, 6 et II, 8, ou Platon, *République*, X, 619a.

personnelle au détriment des sages modernes qui jouissent « du bénéfice du temps »[63].

Au modèle chrétien de *La Cité d'Augustin*, cette « république dont le Christ est le fondateur et le souverain »[64], Machiavel substitue le modèle républicain d'ouverture (p. 167) propre à la cité de Rome.

Comme la cité de Rome, Machiavel opte pour la république, qui se régule au travers des divisions internes du peuple, à l'opposé de la fermeture aristocratique de Sparte (ou Venise) dont la législation était bâtie sur la seule raison d'un philosophe (p. 168).

Les cités romano-machiavéliennes trouvent leur excellence dans la « vertu »[65]. Celle-ci est plus ou moins similaire à la *phronèsis* d'Aristote. Elle permet non plus les « vaines pensées »[66] de l'experte prudence contemplative. Parce que prudent, le contemplatif, bien qu'expert, scrute les étoiles en quête du moment favorable.

Or, à trop vouloir maîtriser l'occasion, le contemplatif dispose in fine d'un savoir inusité, qui laisse s'échapper l'occasion. Mais la paritaire vertu, qui fait l'excellence du peuple en tant que celui-ci trouve sa sécurité dans la chose commune, jouit d'une virile connaissance étant la rencontre immédiate de ce qu'il y a à faire. Ce qui permet de droitement « se plier et se changer selon les lieux et les temps »[67].

---

[63] Cf. F. Gilbert, *Machiavel et Guichardin : politique et histoire à Florence au XVI è siècle*, Paris, Seuil, 1996, p. 36, 37 et 40.

[64] Augustin, *La Cité de Dieu,* II, 22.

[65] N. Machiavel, *Princ.*, *in Tutte le opere, op. cit.,* VI, p. 264-265.

[66] N. Machiavel, *Capitolo dell'Occasione, in Tutte le opere, op. cit.*, p. 987.

[67] S. Gambino Longo, « La prudence du quotidien : histoire d'une vertu ambiguë de Pontano à Bruno », in P. Galand-Hallyn et C. Levy (eds.), *Vivre pour soi, vivre dans la cité de l'Antiquité à la Renaissance*, Paris, Presses Universitaires de Sorbonne, 2006, p. 176 *sq.*

Poursuivant leur lecture de Machiavel, les auteurs y découvrent un philosophe pour qui les changements et les conflits sont porteurs d'une puissance corrélant ordre et désordre. Ils portent leur regard sur cette capacité à s'ordonner sur le désordre qui se rit aussi bien des réflexions théoriques dessinant des ordres définitifs, que de la peur du désordre et de la division (p. 185).

Les auteurs s'inspirent négativement et positivement d'E. de La Boétie et de B. Spinoza. Ils partagent en particulier l'inquiétude des deux philosophes face à l'auto-asservissement de l'imaginaire moderne. Ils décrient plus précisément cet imaginaire d'idéologie de « l'un »[68]. Qui hante tant de quêtes modernes d'unité. Sous le fardeau de l'idéologie de l'un ploient la plupart des quêtes d'unité de sujets en inertie.

Berns, Blésin et Jeanmart s'effrayent avec La Boétie et Spinoza devant « l'inertie des sujets » qui se laissent « conduire comme un troupeau »[69] craintif et superstitieux[70].

Moins négativement, ces penseurs leur permettent d'évoquer la réserve en chacun d'une inépuisable « faculté de juger » que Kant thématise sous la devise des Lumières, « *Sapere aude* ! Aie le courage de te servir de ton entendement ».

Berns, Blésin et Jeanmart fondent sur ce double mouvement un concept du courage qu'ils définissent comme la connaissance qui questionne le rapport à soi, précisément « les capacités des sujets » soit « à se laisser

---

68 E. de la Boétie, *Discours de la servitude volontaire*, Paris, Garnier-Flammarion, 1983, p. 133.

69 B. Spinoza, *Traité politique*, V, 4, trad. Supervisée par L. Bove, Paris, Livre de Poche, 2002, p. 159.

70 L. Boye, « Spinoza, le « droit naturel propre au genre humain », une puissance commune de revendiquer des droits », in J. Allard et T. Berns (eds.), *Humanités*, Bruxelles, Ousia, 2005, p. 171-190.

subjuguer, voire à se subjuguer eux-mêmes » soit « leurs capacités à résister ou à s'en protéger » (p. 190).

Berns Blésin et Jeanmart lisent ainsi le courage moderne à la lumière de l'évacuation par Machiavel aussi bien du *sapere aude* kantien d'obédience platonicienne que de la générosité au moins augustinienne sinon socratique qui se sacrifie pour une cause qui la dépasse.

Nos auteurs ont pour visée le courage dans le monde contemporain, lequel, professant revaloriser l'individu brimé depuis le monachisme médiéval, rendra toutefois problématique l'autonomie de cette individualité sur-responsabilisée.

En effet, depuis que Machiavel légitima le « mal »[71] en prétextant à un certain bien que celui-ci renfermerait, les conséquences allèrent jusqu'à consacrer cette absence de morale qui fragilise l'époque actuelle, en cela, oublieuse de Kant.

De la sorte, tant l'action en communauté promue depuis Homère, que les promesses de concorde sociale typiquement modernes, sont comme jetées aux calendres grecques du fait de la préséance des intérêts individuels.

2.3. Le courage des contemporains

La troisième partie du livre de Berns, Blésin et Jeanmart s'ouvre avec la quête du courage chez les théoriciens contemporains ainsi qu'avec les déclinaisons contemporaines du courage. L'accent est mis sur Vladimir Jankélévitch et Paul Tillich, qui investiguent directement la complexité de la notion dans le cadre moral d'un discours

[71] N. Machiavel, *Princ., in Tutte le opere, op. cit.*, p. 270.

sur les vertus pour l'un et dans un cadre proprement ontologique[72] pour l'autre.

À l'analyse, en dehors de ces deux penseurs, pour Berns, Blésin et Jeanmart, le XXe siècle est le théâtre d'une « crise » du courage : la notion ne fait plus l'objet d'un « questionnement par son essence la plus profonde ». Par où est actualisée « la critique que Hume fait du courage comme musée de figures sur-égoïstes dans des citées incultes comme Athènes » (p. 205).

Les auteurs précisent que, dans les sociétés contemporaines, lorsque le courage n'est pas médiatisé par des galeries de portraits singuliers étant exemplaires que d'eux-mêmes, il s'entend de « gestes excessifs » mais généreux. Ainsi de figures illustres tels saint François, Martin Luther King et Willy Brandt. Ceux-ci, sous la plume de P. Ricœur[73], sont porteurs d'une onde d'irradiation qui secrètement et de façon détournée [74] rendrait l'homme d'aujourd'hui capable de reprendre la dimension intériorisante, individualisante et psychologisante[75] de la vertu du courage propre aux chrétiens.

Ce courage des chrétiens, Berns, Blésin et Jeanmart observent que les contemporains ont néanmoins pris le soin de le vider de son aspect de résignation. Ils l'expriment dans la spontanéité et l'élan d'une effectivité des actes courageux des Modernes. L'homme contemporain se rapproche du

---

[72] Cf. P. Tillich, *Le courage d'être* (1952). Voir aussi J.-P. Le May, *Se tenir debout, Le courage d'être dans l'œuvre de Paul Tillich*, Presses de l'Université de Laval, 2003.

[73] Voir chez P. Ricoeur : *Histoire et vérité. Amour et justice. Parcours de la reconnaissance.*

[74] P. Ricoeur, *Parcours de la reconnaissance, Trois études*, Paris, Stock, 2004, p. 354.

[75] Voir G. Gusdorf, *La Vertu et la force*, Paris, 1967 ; E. Forti, *L'émotion, la volonté et le courage*, Paris, PUF, 1952.

Moderne qui, conscient de sa finitude, peut « risquer le tout pour le tout »[76] en se mesurant au danger.

De nos jours, le héros antique est métamorphosé sous trois visages. *Primo* l'homme singulier, qui surmonte ses peurs et se met en *risque* pour une *cause qui le dépasse* et dont il deviendra l'emblème, *secundo* l'homme du *culte* de la *performance*, le sportif en l'occurrence et, *tertio* le *sauveteur*, cet homme qui *risque sa vie* pour en sauver d'autres.

Les trois visages contemporains du héros grec antique sont regroupées sous trois figures contenues dans une quatrième, à savoir le « *lève tôt* », à qui l'on a octroyé l'égalité formelle et de qui l'on attend qu'il réponde de lui-même en gérant sa vie comme un *entrepreneur* ou comme un *artiste*, bref l'individu atome de la société.

Or, en focalisant sur le motif de l'héroïsme quotidien relié à l'homme qui se prend en charge, les auteurs dénoncent les paradoxes contemporains de l'autonomie.

S'alliant d'abord à R. Gély, ils fustigent le paradoxe du paradigme de la responsabilité qui ramasse la capacité du courage sur la possibilité du courage[77]. Ce faisant, Berns, Blésin et Jeanmart décrient le nouvel individualisme non plus signalé par le repli généralisé sur la vie privée mais la montée de la norme d'autonomie où « se comporter en individu signifie décider de sa propre autorité pour agir par soi-même avec les libertés, les contraintes et les inquiétudes qu'une telle posture implique »[78].

---

[76] V. Jankélévitch, *Traité des vertus*, *op. cit.* , p. 283.

[77] R. Gély, « Du courage de mourir au courage de vivre : quels enjeux politiques ? Introduction à une phénoménologie radicale du courage », in *Dissensus. Revue de philosophie politique de l'Université de Liège* (http//popus.ulg.ac.be/dissensus/), n°2, 2009 : Dossier « Figures du courage politique dans la philosophie moderne et contemporaine », p.116-145.

[78] A. Ehrenberg, *L'individu incertain*, Paris, Calmann-Lévy, 1995, p.19.

Les auteurs perçoivent, au travers de l'élection de « l'autonomie » comme norme permanente (p. 209), la prégnance du paradigme de la « responsabilité » entendue comme « vertu de l'affirmation de soi comme intention, décision, action, maîtrise et endurance » (p. 210) dans les relations sociales[79] (p. 210).

Le paradigme moderne de la responsabilité est dilué par le Contemporain dans une « ère du rapport » symétrique et bijectif à l'altérité. Cette ère est elle-même inscrite dans la dynamique du *reporting* - des rapports, comptes rendus, procès-verbaux. Par là, l'individu tente de démontrer la conformation de chacune de ses entreprises à la norme « professionnelle » qui, le rapportant à l'altérité sociale, l'oblige à faire comme les autres, ses pairs.

Le paradigme de la responsabilité individuelle se profile dans le rapport à l'autre comme moyen-terme mais dans la brièveté du temps inhérente aux personnalités inquiètes parce que hantées par leur finitude.

Ce paradigme a son parachèvement dans la pratique de l'auto-évaluation telle qu'elle peut hanter l'âme assoiffée de performances. L'auto-évaluation permanente qualifie la logique du retour à soi.

Elle nous semble relier aux stratégies développées pour se garder de faiblir par peur d'être taxé de ne pas être à la hauteur des exigences communautaires.

La peur de ne pas être à la hauteur, n'est-ce pas cette tare imputée aux médiévales personnalités imputées aux monastères chrétiens. Quid donc de la distance entre les Contemporains et les Médiévaux en regard du progrès humain ?

---

[79] Au sens de la responsabilité sociale des entreprises (image de l'entrepreneur devenant sujet moral), de la responsabilisation individuelle du chômeur, de la contractualisation de l'aide sociale et de l'apprentissage scolaire (p. 211).

Le paradigme contemporain de la responsabilité trouve ainsi sa texture propre dans ce qui, en termes d'approche de l'autonomie, tente de l'accomplir, à savoir : la dynamique de l'auto-évaluation de chaque acte, chaque geste, chaque comportement (p. 212).

Berns, Blésin et Jeanmart signifient, en lien avec R. Gély, que l'actuelle société de valorisation des « héros moraux », en identifiant la possibilité formelle à la capacité réelle, impose non seulement le mépris social (p. 214) mais engendre la culpabilité chez ceux qui ne parviennent pas à transformer leurs possibilités en capacité.

Les auteurs remettent alors en cause cette conception contemporaine d'un sujet libre en droit pour faire droit aux conditions sociales et politiques – et donc collectives – de « capacitation ».

Ils ouvrent surtout la réflexion sur la dimension collective et anonyme du courage, ce républicanisme des « actes sans auteurs » hérité de Machiavel. Par où les auteurs signent-ils l'anachronisme de ce cadre moralisateur du courage centré sur l'individu et qu'Arendt a consigné dans sa dimension actantielle.

Ce faisant, en analysant ce mauvais héritage de l'Antiquité qui établit l'autonomie sur la souveraineté de l'action rationnelle, Berns, Blésin et Jeanmart évoquent le thème de « l'individu incertain » conçu par A. Ehrenberg.

Ce qui leur permet de dénoncer un autre paradoxe inhérent au paradigme contemporain de la responsabilité, celui de la complexité et de l'incertitude[80] d'une société du risque[81] et de la précaution[82].

La société du risque et de l'incertitude fait persister la norme de l'autonomie mais s'attache dans le même temps à définir les conditions d'*impossibilité* de l'autonomie.

La société contemporaine est caractérisée par l'émergence des technosphères. Elle est aussi marquée par les nouvelles possibilités de croissance, par l'argument écologique et l'ordre international en mutation.

Elle expose « aussi à l'expérience des camps et des totalitarismes et donc à l'expérience de la massification et de la sérialité des individus » (p. 216).

Aussi, Berns, Blésin et Jeanmart trouvent-ils la vérité de l'action politique non plus dans les professions de foi contemporaines dans « un projet autonome de maîtrise » (p. 216) mais au prisme de la fragilité voire de l'impuissance.

En se déterminant entreprenant d'offrir des palliatifs aux paradoxes de l'appel au courage contemporain que sont l'injonction au courage et la contradiction sociale reliées au thème de l'autonomie individuelle, les auteurs se proposent de « répondre » à l'« incertitude » (p. 226) dans son « contexte », à savoir : la déstabilisation tant de la responsabilité individuelle du sujet souverain que de l'action libre.

Dans cette optique, ils déplacent la question de la fragilité contemporaine, des sphères morale et politique

---

[80] M. Callon, P. Lascoumes et Y. Barthe, *Agir dans un monde incertain, Essai sur la démocratie technique*, Paris, Seuil, 2001.

[81] Cf. U. Beck, *La société du risque. Sur la voie d'une autre modernité* (1986), trad. I. Bernard, Paris, Aubier, 2001.

[82] Cf. O. Godard (dir.), *Le principe de précaution dans la conduite des affaires humaines*, Paris, Editions de la Maison des Sciences de l'Homme/Editions de l'INRA, 1997.

entrevues chez Jonas et Arendt, vers les sphères sociale et expérimentale encouragées par U. Beck et J. Dewey.

Berns, Blésin et Jeanmart partent de H. Jonas qui lie le courage à la précaution face à la vie. Ils l'entendent au sens de la « *fragilité dans sa dimension naturelle* ».

Jonas en effet formule « une réponse éthique, dont les termes visent à élargir le champ de l'éthicité de l'action à la vie en tant que telle, dans sa fragilité ou vulnérabilité » (p. 226).

Le projet de Berns, Blésin et Jeanmart prend place dans un contexte d'incertitude et de fragilité. Où exercer le libre arbitre et décider de poser l'action dans un cadre moral relève d'une gageure.

Là où l'action morale est devenue problématique, la liberté (p. 227), impuissante, Berns, Blésin et Jeanmart font appel à Arendt[83]. Celle-ci permet de faire muter la question du courage vers « sa sphère exclusivement politique ».

Or, Arendt elle-même met en lumière la « *fragilité du monde commun ou du politique* ». Berns, Blésin et Jeanmart observent qu'Arendt semble sous-estimer les implications de « l'imprévisibilité inhérente à la praxis ».

Arendt n'approfondit pas les possibilités qu'ouvre la pluralité définissant le politique. Les auteurs soutiennent donc que, devant « l'impossibilité de réduire la dimension politique du courage à une injonction », le courage ne « pourra se révéler comme forme d'ouverture aux possibles pour la construction de nouvelles formes de vie » qu'en faisant « le pari de l'intelligence collective » avec le mouvement pragmatiste (p. 228, 229).

Conséquemment, en liaison plus directe avec les apports de Beck qui ouvrent vers la créativité collective

---

[83] Chez Arendt, l'on peut saluer une solution provisoire à la question de l'initiative de la décision, « le courage de l'initiative se lie dans la promesse d'assumer collectivement les conséquences des actes posés ».

portée par une multiplicité d'acteurs, les auteurs réfèrent aux travaux de John Dewey.

Ils prennent plus précisément appui sur la thèse de la « *fragilité des acquis et des liens sociaux* » soutenue par J. Dewey qui fait la part belle au savant en regard de l'effritement de la confiance politique. Ce au travers de quoi, en l'actuel contexte de crise du politique, Bern, Blésin et Jeanmart, faisant muter le lieu de vérité du politique, ils établissent la mobilité du courage vers sa sphère spécifiquement sociale de transformation.

Ils l'ancrent dans la possibilité d'expérimenter un pouvoir collégial, celui de transmuer l'émotion de la déstabilisation en puissance pour la construction de nouvelles formes de vie (p. 229) dont le propre sera de rétablir la confiance collective.

En ce sens, Berns, Blésin et Jeanmart convient le savant à se faire l'artisan de la « confiance sociale » via sa pleine implication dans la construction des dispositifs susceptibles de faire émerger ces « nouvelles expériences sociales et collectives de courage » que Dewey « appelle de ses vœux » (p. 20).

Assez critique, ce texte a la singularité de présenter une histoire du courage qui l'interroge du point de vue moral et politique tout en éclairant subtilement les convergences et divergences entre les philosophes majeurs qui de Socrate à Dewey via Augustin, questionnent la notion en vue d'en dire la portée créatrice autant pour l'individu que pour la collectivité.

Berns, Blésin et Jeanmart qui sont partis de l'aspect « politique » d'une éthique socratique appropriable à la lumière du pragmatisme socialisant de Dewey, ont le mérite d'offrir les fondements[84] pour la construction de dispositifs

---

[84]Devant la fragilité de ces « individus incertains » que, promoteurs de la rationalité grecque, nous sommes devenus, et si notre contemporanéité avait le courage sinon d'explorer à nouveaux frais son

contemporains reliés à la responsabilisation de la collectivité.

Pour ce qui est de l'Afrique, notre ambition est de parvenir à construire des dispositifs susceptibles de permettre de résoudre durablement les crises que le continent traverse et qui se rapportent aux réponses à des besoins primaires, tels la nourriture, les soins de santé et les problématiques de viabilité environnementales.

Avant d'affronter l'un de ces besoins, nous passerons par le traitement d'une problématique philosophiquement substantielle mais conjoncturellement secondaire, substantielle au sens de l'être comme habiter, secondaire du fait de la conjoncture liée aux crises, celle due aux migrations internes. Il s'agit de la thématique de l'habiter humain appliquée à la question de l'urbanisation.

---

passé hébraïque et proto-chrétien d'un possible courage communautaire, au moins de s'ouvrir aux possibilités d'une appropriation positive de l'expérience chrétienne ? Expérience dont l'on peut prendre la mesure chez un auteur comme M. Heidegger. Voir par exemple J.-F. Courtine (dir.), *Heidegger 1919-1929. De l'herméneutique de la facticité à la métaphysique du Dasein*, Paris, Vrin, 1996, 179-192; S. Camilleri, *Phénoménologie de la religion et herméneutique théologique dans la pensée du jeune Heidegger. Commentaire analytique des Fondements philosophiques de la mystique médiévale (1916-1919)*, Springer, Dordrecht, 2008.

3. AFFRONTER LA CRISE EN HABITANT L'AFRIQUE : DE LA VILLE

Visant[85] à familiariser l'Afrique avec son monde en mutation, afin de mieux l'habiter, ce texte tente de comprendre la ville africaine contemporaine en interrogeant les idéologies qui la traversent. Le mot comprendre est emprunté au latin classique *compre(he)ndere*, composé de *cum* « avec » et *prehendere* « prendre, saisir ». Signifiant littéralement « saisir ensemble », comprendre dit la saisie d'ensemble de l'homme et de la ville *avec* laquelle, se saisissant, celui-ci, en habitant, se comprend. Comprendre se dit d'un habiter originaire, rendant contemporains le mortel habitant et les divins qu'il relie en une vision quasi-idéologique voisinant le mythique.

L'hypothèse fondamentale que nous voudrions développer est la suivante : plus radicale que la distinction établie par l'architecte Nadège Leroux entre « l'habiter de l'homme ordinaire (avec domicile) et l'habiter de l'homme exclu (sans domicile[86]) », distinction qui pourrait structurer la lutte entre l'idéologie bourgeoise, d'ordinaire dominatrice, et l'idéologie du prolétaire exclu de l'espace urbain, l'habiter, que nous thématisons ici, part d'un contemporain, le philosophe européen Martin Heidegger qui, dans « Bâtir Habiter Penser », offre une compréhension[87] de l'habiter approchant une idéologie

---

[85] Ce chapitre est la version quelque peu remaniée d'un article issu d'une conférence délivrée au colloque de l'UCAO de 2018 et publié aux éditions Karthala en 2019.

[86] N. Leroux, « Qu'est-ce qu'habiter ? Les enjeux de l'habiter pour la réinsertion », *VST - Vie sociale et traitements,* vol. 1, n° 97, septembre 2008, p. 15.

[87] « De toutes les formes de compréhension de l'être humain » comme citadin « que [nous avons] entendues jusqu'ici, il [nous] semble que les

fondamentale. Or, force sera de reconnaître que le mot idéologie recouvre une idée dont la logique n'est pas claire mais procède de mythes relatifs au rapport symbolique des hommes à des divinités(Esprit)-Père, Mère (Nature)-Terre ou Père(Société)-Nation auxquels chaque idéologie dominante, bourgeoise, de classe moyenne ou de société sans classe, s'oppose sous le voile d'un discours portant à sa reproduction sociale.

En conséquence, il est bien difficile de comprendre la ville comme le lieu où l'on se relie véritablement à ses co-habitants. La difficulté semble toutefois procéder de l'opacité même des idéologies qui voilent le rapport des humains à l'être de l'habitation. Aussi, le problème que pose notre contribution au colloque de l'Université catholique de l'Afrique de l'Ouest de 2018 consacré à « penser la ville africaine de demain dans le contexte de la mondialisation », est-il le suivant : peut-on encore comprendre l'habitation de la ville ? Autrement dit, faire l'expérience de la clarté propre au lieu que l'homme habite en essentielle co-appartenance avec sa cité.

3.1. Problématique de l'habiter urbain et question d'idéologies

Cette problématique du comprendre la ville, M. Heidegger l'entendrait au sens de l'habiter véritable, comme ce poétique (entendez, amical), ce « véritable *Heimat* » ou « lieu natal » ayant pouvoir d'arracher l'occupant au

---

points de vue philosophiques de *Martin Heidegger* sont nettement les plus justes humainement. De ce fait l'accent est mis sur la compréhension du « dans » tel qu'il sonne dans cet être-dans-le-monde [urbain] » (Médard Boss, « La signification pour Martin Heidegger en ce qui concerne le travail avec les hommes souffrants et en vue de la compréhension en elle-même de la psychothérapie », *Cahiers de Gestalt-thérapie,* vol. 2, n° 33, décembre 2014, p. 147).

« ne-pas-être-chez-soi » découlant de l'« être-dans-le-monde » et à la fuite dans le « On », de l'arracher aux rumeurs d'une ville dont les idéologies de l'étrangeté, autrement enfonceraient l'habitant dans l'ontique. Il semble qu'à partir de Jean-Marc Ela, aux idéologies de l'étrangeté appartenait « peut-être l'Africain [à l'époque coloniale, qui] ne s'est jamais tout à fait senti chez lui dans la ville des Blancs. Il y vi[vai]t comme dans le monde des autres. La ville ne lui appart[enai]t pas[88] ». Autre qu'élatienne sera notre position théorique. L'enjeu de notre étude, étant ontologique, il oblige à laisser voir l'homme comme cet ouvert de « l'être-au-monde[89] » qu'il n'a jamais cessé d'être, lui qui a pour essence d'être chez soi en ville comme en son monde propre. Comme exemples de la fermeture de monde inhérente à ce mode dévoyé de l'habitation qu'est l'« être-dans-le-monde », M. Heidegger, au § 54 d'*Etre et temps*, dénonce : « Le banc est, par exemple, dans l'amphithéâtre, l'amphithéâtre dans l'Université, l'Université dans la ville, et ainsi de suite jusqu'à : le banc est « dans l'espace mondial ». Ces étants, qui peuvent se déterminer ainsi comme « intérieurs » les uns aux autres ont tous le même et unique mode d'être de l'être-sous-la-main, en tant que choses survenant « à l'intérieur » du monde[90] ». Nous postulons que c'est en s'écartant de l'être-dans-la-ville comme un l'avoir-sous-la-main rivant à l'étrangeté et aux oppositions que l'on peut habiter humainement la ville. Aussi, répondrons-nous positivement à la question de l'habiter originaire de la ville avec M. Heidegger, chez qui l'être-au-monde se décline de l'ek-statique ouverture du monde-propre de la ville ayant pour signification la

---

[88] J-M. Ela, *La ville en Afrique noire*, Paris, Karthala, 1983, p. 71.

[89] « Le fondement de l'existence [citadine de l'homme est l'] être-dans-le-monde originaire » (M. Boss, art. cit., p. 147).

[90] M. Heidegger, *Être et temps*, trad. F. Vézin, Paris, Gallimard, 1986, p. 87.

compréhension où « nous nous tenons déjà depuis tout commencement d'une telle manière « extérieure », que nous nous tenons tous, les uns-avec-les-autres dans une ouverture[91] », commune. Toutefois, nous répondrons à la question de l'habiter fondamental appliquée à la ville africaine, moins en explicitant l'habiter heideggérien qu'en développant l'hypothèse spécifique suivante : les idéologies traversant la ville africaine moderne obstruent à l'occupant son intime relation à l'habiter véritable censée présider à la construction et au logement véritables. Et quelles seraient ces idéologies ? Si le néologisme « idéologie », est forgé en 1796 par Destutt de Tracy, il a été réutilisé par Karl Marx et 1845. S'il passe d'une valeur positive (science générale des idées) à une valeur négative « (système social de croyances décalé par rapport à la réalité qu'il évoque)[92]», le mot d'idéologie semble pouvoir être compris à partir des deux clés de lecture que nous élisons dans notre étude : sa finalité et sa fonction. Selon Guy Rocher, les sociologues définissent l'idéologie, en sa finalité, comme « un système d'idées et de jugements [...] organisé[93] » pour orienter l'action historique d'un groupe donné. Cette définition se complète d'un concept fonctionnel. Celle-ci appréhende l'idéologie en sa fonction psychosociale. En ce sens, J. Monnerot dit de « l'idéologie [qu'elle est] « fabriquée » pour répondre à certains besoins sociaux c'est-à-dire intersubjectifs comme les produits industriels[94] ». Critiquant la première définition, Bernard Zarca, qui étudie les idéologies de

[91] M. Boss, art. cit., p. 147-148.

[92] P. Macherey, « Idéologie : le mot, l'idée, la chose », *Methodos* [En ligne], no 8, mis en ligne le 11 avril 2008, consulté le 15 mars 2018.

[93] B. Zarca, « Idéologies et ethos de classe », *L'Homme et la société*, no 41-42, « Critique et théorie. Idéologie et pouvoir », juillet-décembre 1976, p. 120.

[94] Cité par B. Zarca, *ibid.,* p. 121.

classes, voit dans l'idéologie une « sociologie spontanée », pour reprendre l'expression d'Althusser, « qui relève d'une théorie du reflet qui rapporte *directement,* c'est-à-dire sans médiations, le savoir à son contexte social[95] ». Il s'ensuit que c'est spontanément, c'est-à-dire sans réfléchir, qu'un groupe reflétant une idéologie donnée, soit bourgeoise, soit prolétaire, soit encore la classe moyenne, entre dans les canons préfabriqués par des idéologues pour orienter ses actions en matière de construction de ville et d'habitation de maisons.

En Afrique, un Colloque tenu à Yaoundé en 1998 semble avoir marqué un tournant décisif dans l'économie des études sur la ville. Gabriel Ndinga Boundar y a notamment souligné que la modernité « dont le dessein était de passer du mythe à la Raison [...] comportant une dimension tragique de rupture [...] est une idéologie [ayant] su trouver des facteurs complices pour s'installer et s'accentuer. Hier c'était l'expansionnisme occidental, l'école, etc. Aujourd'hui il s'agit de la politique internationale, de l'économie mondiale, etc. [drapées de] l'efficacité technique, la rentabilité économique et l'hégémonie des techniques communicationnelles [96] », tous traits qui apparaîtront dans notre identification des idéologies traversant l'Afrique du XXIe siècle. Sous le mythe scientifique de la Raison, la modernité confond modernisation, occidentalisation et culture, « au point que toutes les cultures [...] en sont venues à être définies en fonction de leur conformité avec la modernité occidentale » (Don Robotham, RISS, 153, septembre 1997 : 394).

---

95 Y. Gingras, « Une sociologie spontanée de la connaissance historique », *Bulletin d'histoire politique*, vol. 4, n° 2, hiver 1995, p. 40.

96 G. N. Boundar, « Modernité, complexité, identités », in Cahier de l'UCAC 04, Collectif, *Citadins et ruraux en Afrique subsaharienne. Colloque tenu à Yaoundé, 29-31 octobre 1998,* Université catholique d'Afrique centrale - Karthala - Yaoundé – Paris, janvier 2000, p. 41-42.

Cette idée de conformation culturelle sous-tend l'idée d'un anonyme nivellement des cultures se traduisant à l'interne des classes qui parcourent la modernité elle-même. Ainsi, ce qui apparaîtra dans l'Afrique des années 2000, une espèce de société sans classe, constituerait le visage de la modernité mondiale sous l'idéologie du nivellement international présidé par les réseaux sociaux. Toute chose qui traduit le rapport de domination paradigmatique des idéologies de la modernité occidentalisée par nous perçues comme des idéologies de l'étrangeté. L'anonymat qui règne dans les rapports interhumaines dans la *Ville cruelle* d'Eza Boto est bien la traduction de telles idéologies : « Tanga des autres, Tanga étranger »[97], « commerçants étrangers »[98], « un colon français »[99]. Au témoignage de Myriam Mallart, dans la narration, « l'Autre est soit introduit sous des formules de pluralité, soit il est nommé individuellement, il acquiert alors une personnalité bien précise : de globalité ou par des indéfinis. Mais, dans les deux cas, il est toujours nommé en non-personne »[100]. En conséquence, semble devenir fondamentale l'idéologie que nous appelons de nos vœux, celle heideggérienne de l'habitation poétique de la ville par l'humanité contemporaine qui a à commencer par s'habiter elle-même.

---

[97] E. Boto, *Ville cruelle*, Lyon, éditions africaines, 1954, p. 16.
[98] *Ibid.*, p. 20.
[99] *Ibid.*
[100] M. Mallart, « Eza Boto: *Ville Cruelle*. Une dialectique du Même et de l'Autre », *Quaderns de l'Institut Català d'Antropologia* [Cahiers de l'Institut Catalan d'Anthropologie], n° 15-16, 2001, p. 158.

3.2. Épreuve occidentale des idéologies bourgeoises et de classe moyenne

Spécifiquement, la première idéologie à apparaître dans l'histoire moderne est l'idéologie bourgeoise – l'idéologie prolétarienne étant réactionnaire –. Selon Hervé Fischer, l'idéologie bourgeoisie « est [...] née de la Révolution [française]! 1789. 1793[101] ». « Le mot [...] de *bourgeoisie* appartient au vocabulaire européen [...]. Dès l'origine, c'est la petite bourgeoisie, presque la classe moyenne, notamment *protestante*, qui a quitté l'Europe pour l'Amérique, parce que la bourgeoisie dominante européenne la rejetait[102] ». Pour autant, l'idéologie bourgeoise se construit en opposition à la classe des pauvres par reproduction sociale d'une domination supposément naturelle, mythologiquement liée à la vie de la horde primitive unie par les liens du sang face à la tyrannie d'un régent de père et « contre laquelle ils décident alors de se révolter[103] ». C'est ainsi que *Totem et tabou* de Freud relate l'orchestration d'un parricide qu'Elisabeth Roudinesco interprète comme l'acte réel fondateur de la société civilisée. Selon un chef d'entreprise cité par B. Zarca, « on ne peut faire grief à la société de refléter les inégalités naturelles qui sont l'expression même de la vie[104] » naturelle. Or, « cette proposition générale sur la Nature, la Vie et la Société, que cache-t-elle ? Tout simplement que

---

[101] H. Fischer, *MInternet et mythanalyse du futur*, exclusivement édité par l'auteur en ligne, 'www.herverfischer.ca', octobre 2000, consulté le 10 janvier 2018 sur le site http://www.hervefischer.net/mytha_mf.php, p. 21.

[102] *Ibid.*.

[103] E. Roudinesco, « Freud et le régicide : éléments d'une réflexion », *Revue germanique internationale*, vol. 14, Paris, PUF, 2000, p. 115.

[104] B. Zarca, art. cit., p. 115.

l'inégalité, la domination, sont aussi des caractéristiques de la Société elle-même[105] ».

Principalement, sept caractères déterminent l'idéologie bourgeoise dans *Mythanalyse du futur* : l'ethnocentrisme, l'esprit de domination, le colonialisme, l'esprit de bâtisseur, de génie, les macrostructures, la valeur de l'unifié, un ascétisme puritain et une vision sacrificielle. De ces caractères découlent quatre principes de construction : le choix de matériaux nobles reflétant l'esprit de la noblesse dont se réclame la bourgeoisie, une esthétique de la lutte avec les matériaux, dont découle un purisme opposant les styles, opposition qui débouche sur une transformation de la nature par la violence d'une agression dont la rationalité détient quelque chose de l'irrationnel. Elle fonde sur le mythe du génie créateur, son agression de la nature. Cette agression s'exprime via les fréquentes démolitions d'habitations à quoi donne droit l'urbanisme moderne. D'où les ingénieries des ponts et chaussées comme du bâtiment dont l'exercice entremêle toutes les pulsions, positives comme négatives. « La transgression [de la nature et de la vie sociale] avait pris aussitôt les chemins de l'utopie, où se sont mêlés les fantasmes individuels, les désirs paradisiaques, les pulsions de vie et de mort, la guillotine et les irrationalismes les plus conquérants, tels le culte de la Raison, son universalisme et l'épopée de ses conquêtes guerrières[106] » dont les châteaux forts et les citadelles imprenables étaient le symbole architectural. Les villes européennes représentatives de l'idéologie bourgeoise ressemblent à des tours fortifiées préparées pour la guerre et qui protègent, avec par ailleurs de grandes métropoles et de grandes places aménagées pour accueillir le rassemblement des forces vives de la nation rangées en ordre de batailles symboliques ou physiques. Batailles dont

---

[105] *Ibid.*.

[106] H. Fischer, *op. cit.*, p. 21.

l'issue, dans le cadre des oppositions de villes frontalières entre pays belligérants, sera l'appauvrissement des villes vaincues. A l'interne d'un même pays, la classe symboliquement vaincue sera spoliée et rendue corvéable à merci, ses descendants déshérités. A l'externe, si les vaincus ne vont pas à l'exil, ils sont déportés dans la ville des vainqueurs pour servir de prisonniers ou d'esclaves dont le travail aliéné sert à l'entretien et à l'enrichissement d'une urbanité étrangère, qui elle-même veille à se maintenir, c'est-à-dire à se protéger intérieurement et extérieurement. D'où une disposition spatiale des bâtiments citadins en colonnes et leur habituelle centration autour d'un centre-ville abritant le centre administratif surveillé par les camps militaires si l'organisation civile elle-même n'est pas copiée sur le modèle policier. Une lecture de *Surveiller et punir* datant de 1976 avertit que « le quadrillage de l'espace social que souhaitaient les auteurs de Codes pénaux du XIXième siècle sera bientôt réalisé[107] ». De manière perspectiviste, en notre XXIe siècle cyberprométhéen avec ses villes aux frontières floues parce que désormais entremêlées à leurs virtuelles habitations, il faudrait méditer J.-P. Brodeur faisant percevoir le lien entre ce que « Michel Foucault consacre […] à la description cauchemardesque de la société future [et ce] qui est proposé[…] par George Orwell dans son œuvre célèbre intitulée «1984» : les murs des villes y sont couverts d'affiches où il est inscrit «Big Brother is looking at you[108]» ». En gros, l'homme bourgeois conçoit « l'espace [conformément à la sensibilité à la vie naturelle reproduite dans la sphère sociale, qui] correspond [à une] sensibilité directe [qui] dénote l'image […] dominante de la

---

107 J-P. Brodeur, « Surveiller et punir », *Criminologie. L'emprisonnement au Québec*, vol. 9, no 1-2, Montréal, Presses de l'Université de Montréal, 1976, p. 212.
108 *Ibid.*.

cosmogonie [classique][109] » relative aux récits mythiques expliquant l'origine de l'univers et son évolution vers une prison sociale.

Entre la bourgeoise et la classe des pauvres que le marxisme appellera le prolétariat, se développe une classe intermédiaire, c'est la classe moyenne. « Point de place dans la Société pour les classes moyennes […] s'il n'y avait […] que deux classes franchement inégales (les riches et les pauvres, les oppresseurs et les opprimés, etc.), sans cette transition harmonieuse qui s'opère par l'heureuse existence naturelle de la classe moyenne[110] », voici le slogan des idéologues de la classe moyenne. Conséquence historique : « l'arrivée au pouvoir de la classe moyenne dans la plupart des pays européens est […] le non-événement politique le plus important des années 1960 - 70. La bourgeoisie, qui a dominé la politique depuis un siècle et plus, a dû passer la main[111] » à la classe moyenne contemporaine mondiale qui constitue l'héritière naturelle de l'idéologie précédente. Un trait majeur l'identifie : une culture populaire provenant du « multimédia contemporain qui rétablit, à travers les *mass media*, […] une communication collective intégratrice, qui tend à traverser les clivages culturels, et à instituer [cette] culture populaire commune de classe moyenne dominante[112] ». Cette classe partage aussi des traits de la classe des déshérités sociaux. Aussi oscille-t-elle entre idéologies bourgeoise et prolétarienne. Les constructions y ont quatre traits principaux : l'hybride, l'éphémère, les structures en nœuds et les banlieues qui jouxtent la vieille ville, lesquelles sont attribuées à l'ancienne bourgeoisie déclinante en âge et en puissance, qui s'anéantit dans la classe opposée si elle n'est pas en reconversion idéologique

---

[109] H. Fischer, *op. cit.*, p. 111.
[110] B. zarca, art. cit.., p. 115.
[111] H. Fischer, *op. cit.*, p. 36.
[112] *Ibid.*, p. 235.

par mutation dans la classe moyenne. Le mythe en dominant l'idéologie est-il celui de la Mère-Terre. Symbole d'une maternité fonctionnellement médiatrice entre un père en déclin, assoiffé d'un rural repos et haï par la virilité citadine de jouvenceaux presque parricides, et ces derniers qu'il garde des courroux d'une paternité désublimée, l'espace lié à l'idéologie de classe moyenne inscrit dans l'hybridité ville/campagne avec en option une fois encore, la revalorisation du village. L'on y rencontre « structure nodale, en rhizome, mosaïque, structure afocale, croissance des banlieues »[113]. Pour illustrer l'hybridité caractéristique des villes représentatives de la classe moyenne, Jacquemot Pierre, en 2012, écrit : « À Johannesburg, [...] Libreville, à Dakar [...] ou à Ouagadougou, un archipel d'îlots privilégiés et protégés est constitué des immeubles de standing, [...] du centre administratif et commercial. Autour, une ceinture accueille les individus de la « petite prospérité », puis les quartiers populaires sont cernés par des bidonvilles et, plus loin, par une couronne d'habitats spontanés où vient s'entasser la multitude des « exclus » de la ville moderne[114] ». Ces exemples africains font signe vers les idéologies en animant l'urbanité. Qu'en sera-t-il spécifiquement ?

3. Le devenir africain des idéologies urbaines

Si de rares études, telle celle de Catherine Coquery-Vidrovitch, qui fait état de la « constitution continue d'une bourgeoisie urbaine[115] » africaine incompréhensible

---

[113] *Ibid.*, p. 46.

[114] P. Jacquemot, « Les classes moyennes changent-elles la donne en Afrique ? Réalités, enjeux et perspectives », *Afrique contemporaine*, vol. 4, n° 244, 2012, p. 25.

[115] C. Coquery-Vidrovitch, « De la ville en Afrique noire », *Annales. Histoire, Sciences Sociales*, vol. 61, no 5, septembre-octobre 2006, p. 1102.

suivant les canons idéologiques marxistes – par où elle pourrait offrir des voies nouvelles de compréhension des origines, endogènes, de la réalité urbaine africaine –, avancent que dès les indépendances, il existait une urbanité incarnée par « de grands bourgeois, à la fois grands propriétaires et actifs entrepreneurs »[116] se comptant en dehors des « profiteurs du régime », encore que ses travaux n'étendent pas explicitement cette bourgeoisie à l'Afrique précoloniale, la plupart des travaux sur le sujet démontrent que la bourgeoisie africaine est issue du fait colonial.

Dans l'esprit de sa constitution, si par ailleurs c'est la petite bourgeoisie qui avait quitté l'Europe pour l'Amérique, dans le cas de cette petite bourgeoisie africaine, il s'agit plutôt de l'ancien « prolétariat » précolonial qui a été rejeté par la presque-bourgeoisie précoloniale et qui a dû être envoyée de force à l'étranger. En plus des fils de pauvres, ce sont les neveux de rois et autres esclaves envoyés en Europe qui sont revenus constituer l'intelligentsia et la bourgeoisie africaine moderne.

La classe bourgeoise africaine moderne reproduit l'idéologie dominatrice de l'ex-colonisateur. Issue d'une éducation à l'occidentale, chargée de poursuivre la mission civilisatrice que s'est attribuée l'Europe au regard de ses ex colonies, la petite bourgeoisie moderne, qui servit d'abord de relais administratif et éducatif au système colonial, s'embourgeoisant, est devenue la reproductrice de l'idéologie impérialiste dont les traits sont identitaires de l'idéologie bourgeoise européenne. Bien qu'assoiffée d'une unification de l'Afrique balkanisée dès l'état fœtal par l'idéologie et l'administration coloniales, et ayant pourtant, par bourgeoise reproduction de l'idéologie coloniale, introduit au sein de la ville l'esprit de domination, la ville africaine moderne et ses habitants s'opposaent

[116] *Ibid.*, p. 1103.

indifféremment les idées de « centralisation, métropolisation[117] » et les idées d'« uniformisation [et d']éphémère[118] ».

A partir des années 1990 apparaît en Afrique une nouvelle classe à la fois héritière des revendications politiques internationales et du nouvel ordre économique mondial. C'est la classe moyenne africaine spécifiquement moderne. Elle détient comme caractéristiques l'économisme, l'appât du gain, la débrouillardise, l'entreprenariat, l'incertitude du lendemain. Si pendant 30 ans aura dominé l'imaginaire africain, le mythe des Pères fondateurs des Etats-nations, prédomine désormais non plus un parricide œdipien, mais le mythe de Prométhée voleur, non plus du feu de la connaissance, mais de la boîte de Pandore en compagnie d'Aladin aux fins non seulement de devenir riche en réponse au matérialisme régnant mais de doter l'humanité de puissances infinies dans tous les domaines ce, par déconstruction et restructuration de l'existence sociale et politique.

Dans ce contexte social prédominé par la donne économique, depuis les années 2000, les NTIC, amenées dès la fin des années 1980, et leurs modes nouveaux d'organisation des rapports sociaux, font entrer la classe moyenne moderne dans l'ère du simulacre numérique. Or ce qui en Afrique apparut au cours des années 1990, notamment les revendications sociopolitiques et la prégnance de l'économique sur le social, trouve sa source moderne au niveau international, dans la révolution des années 1960 en Europe, laquelle au Canada apparut une révolution douce avec la libération peut-être excessive des mœurs. C'est bien aux années 1960-1970 que H. Fischer situe l'émergence de la classe moyenne contemporaine où l'on verra poindre une prétendue société africaine sans

---

[117] H. Fischer, *op. cit.*, p. 38.
[118] *Ibid.*, p. 45.

classe. Aux modalités occidentales de l'existence contemporaine présidant à la montée des nouveaux modes de relations établis sur les réseaux techno-sociaux, en Afrique, il convient d'ajouter que la classe moyenne moderne devient depuis les années 2000 une classe particulière qui constitue la fusion et la synthèse des idéologies revendicatrices concentrées en elle depuis les années d'indépendance et se voulant une société sans classe.

Révolutionnaire, idéologiquement mixte, la prétendue société sans classe d'Afrique est d'abord l'héritière des revendications politiques issues du socialisme indépendantiste de Kwame Nkrumah, un socialisme qui, mal repris, plonge la contemporanéité africaine dans une utopie liée aux idéologies bricolées. Habitations et villes y sont marquées par des traits dichotomiques et hybrides alliant modernité et tradition, luxe et pacotille, habitats de fortune bâtis aux matériaux précaires jouxtant maisons de luxe à la quincaillerie importée d'Europe et de Chine. Hybride, la ville issue du « Nkrumaïsme [apparaît une] cité lointaine aux murs vagues[119] ». Lointaine parce que la révolution politique attendue tarde à venir. Vague parce que les signaux économiques, technologiques et organisationnels devant annoncer, comme chez J.-F. Revel, cette révolution, sont encore au rouge aux niveaux organisationnel, administratif, économique et social ; le collectif y étant mis sous l'éteignoir, et l'ère de l'habitat unifié tardant à advenir.

Soucieux de l'unité interculturelle de l'Afrique, Sadri Bensmaï permet d'envisager l'idéologie propre à la société prétendument sans classe comme étant le résultat des « effets des idéologies et des mythes bricolés [qui] ont

---

[119] J. Boyon, « Une idéologie africaine. Le Nkrumaïsme », *Revue française de science politique*, 13e année, n°1, mars 1963, p. 66.

préparé inexorablement le drame collectif du peuple[120] » africain en mal à la fois de s'approprier le socialisme de K. Nkrumah et de régenter Cyberprométhée. En cela, elle débouche sur un utopisme. L'utopisme relève d'un « découpage de la formation sociale en Appareils Idéologiques d'Etat[121]. » L'idéologie prolétarienne, marxiste, se construit contre l'idéologie bourgeoise, capitaliste. Comme l'écrit B. Zarca au sujet de l'utopisme marxien se faisant socialiste, « l'idéologie révolutionnaire est elle-même en partie prisonnière de ce qu'elle s'élabore contre l'idéologie dominante[122] », la bourgeoisie. Cette bourgeoisie contemporaine apparait la main invisible qui, traduction contemporaine du génie moderne humain, domine les marchés financiers que le commun des « citoyens » du monde, le commun de ceux qui se trouvent dans la moyenne de l'humanité mondiale virtualisée et étendue sur la toile informative tout en se croyant membres de la nouvelle société mondiale prétendument sans classe, entendez la classe moyenne contemporaine, cherche à devenir, au nom d'une unique volonté de puissance. Le citadin africain des années 2000, « basant son [vécu] sur la conscience individuelle d'appartenance à la Société, comme à un être qui nous dépasse, [scolarisé ou par surcroît intellectualiste, transpose dans la sphère citadine] le rôle traditionnel de l'âme chrétienne[123] », qui trouve son salut

---

[120] S. Bensmaïl, « La ville comme lieu du changement des pratiques et de représentation idéologique. Dialogue et affrontements interculturels en Algérie », *The third Nordic conference on Middle Eastern Studies: Ethnic encounter and culture change Joensuu, [Troisième conférence nordique sur les études du Moyen-Orient: rencontre ethnique et changement de culture Joensuu],* Finland, 19-22 June 1995, s1, consulté et récupéré sur le site https://org.uib.no/smi/paj/Bensmail.html

[121] B. Zarca, art. cit., p. 134.

[122] *Ibid.*.

[123] H. Fischer, *op. cit.,* p. 18.

dans un groupement non plus politique mais social censé lui assurer une sécurité sociale et économique durable. « Aux dieux et aux héros de la mythologie grecque, à ceux de la religion, [succédèrent] ceux du drame bourgeois qu'on appelle *sociologie*[124] » puis du drame prolétarien, socialiste. Somme toute, l'actuelle société se disant sans classe se déploie sous la dictée du « mythe [cyber]prométhéen de l'homme [augmenté] créateur[125] », reprise transhumaniste des « Encyclopédistes [qui] inventent le *génie*. Le génie, c'est l'homme exceptionnel, inspiré, mystérieusement [ou biotechnologiquement] capable de création, héros ou demi-dieu de la société laïque »[126].

Au total, héritière d'une classe moyenne occidentale, elle-même issue d'une quasi-bourgeoisie, l'Afrique idéologiquement urbaine, comme le colonisateur européen, fait face à un bouleversement des repères culturels mondiaux étant dû, non seulement au choc des idéologies urbaines modernes mais également au nouvel environnement économiste et numérique contemporain lui donnant les accents bigarrés d'une société sans classe, où la perspective d'une maison ou d'un plan efficient de ville reste encore problématique. Pour l'heure, en guise de préparatif, Sadri Bensmaï, dans son texte sur « La ville comme lieu du changement » en Afrique, invite à « la dénonciation des manipulations réfléchies et des idéologies qui enserrent nos pratiques et notre pensée contemporaines, nous empêchant de réintégrer la dimension mytho-poétique dans notre existence[127] » urbaine dont l'univers virtuel étend nomologiquement les frontières.

---

[124] *Ibid.*.

[125] *Ibid.*, p. 147.

[126] *Ibid.*.

[127] S. Bensmaïl, *op. cit.*.

Doté d'une vision dialogique de la culture, « paradoxalement une et plurielle[128] », européo-africaine et technologico-humaine, héritée de S. Bensmaï, nous invitons à transformer les idéologies de la domination et les technologies de l'isolement en sources d'amitié, humanisées au foyer d'un habiter poétique de nos villes et par ricochet, de nos pays, rendus intelligemment humaines.

Cet objectif, nos développements ultérieurs voudront l'expliciter, le tout, dans l'optique d'une gestion responsable des crises actuelles, la sanitaire, l'écologique, l'éducatif, etc., crises dont les solutions nous semblent toutes conditionnées par la gestion durable de la crise du politique. Comment cela ?

---

[128] *Ibid.*.

4. GÉRER DURABLEMENT LA CRISE : DE LA COVID-19

La Covid-19 se présente comme l'exemple d'une crise[129] qui interpelle gouvernants et gouvernés à unir leurs forces afin de proposer des solutions durables en vue d'une sortie de crise des plus instructives et des plus porteuses en matière de durabilité.

Afin d'aborder ces solutions, il sera question de faire voir la contribution des intellectuels africains à la résolution de la crise : cette préoccupation nourrira la deuxième étape de notre analyse.

La partie terminale offrira son cadre dans l'optique de mettre en exergue une solution attentive à la situation générale de l'Afrique et en même temps aux conditions d'émergence de solutions qui proviennent du bas, du peuple lui-même.

Quid du début ? Pour commencer, il conviendra de s'enquérir des préjugés internes et externes étant susceptibles de compliquer une réponse africaine à la crise (première partie.

L'hypothèse, issue de l'adage qui veut qu'un fruit pourrisse par la tête, est qu'une grande part des responsabilités qui compliquent une résolution durable des crises est imputable aux décideurs, en tant que ceux-ci peuvent, ainsi que l'enseigne Nietzsche, manipuler institutionnellement les masses et fermer la voie à toute

[129] Ce chapitre est la version quelque peu remaniée d'une conférence intitulée « De la gestion de la pandémie en Afrique », donnée le 20 octobre 2020 dans le cadre des *Cycles de conférences virtuelles 2020-2021* organisée par la Chaire UNESCO d'étude des fondements philosophiques de la justice et de la société démocratique, Uqam, publié en 2021 sous la direction de Josiane Boulad-Ayoub dans les éditions Verbatim.

initiative provenant du niveau des organisations, lieu de la collaboration entre acteurs sociaux.

4.1. Ce qui est commun à l'opinion et au décideur mais pas au peuple

D'emblée, il est au moins trois préconceptions susceptibles de compliquer les réponses possibles aux crises du genre de la Covid en Afrique. Ces préconceptions méritent d'être soulevées. Nous présenterons ces pré-jugements parce qu'ils sont à même de susciter l'étonnement. Sur l'étonnement on le sait, le bon Platon observait qu'il est au fondement de la philosophie. De quelles préconceptions s'agit-il? D'abord, la Covid-19 est couramment présentée par l'opinion, dont Bachelard dit qu'elle pense mal, comme une maladie respiratoire très contagieuse qui plonge les meilleures économies du monde dans la récession. Ensuite, elle est perçue comme menaçant de mort des sociétés entières. Enfin le Coronavirus est jugé comme étant annonciateur des plus funestes jours pour le continent africain, lequel fait l'objet d'une certaine curiosité, au sens où l'Afrique non seulement « n'irait pas si mal », mais aurait même été épargnée (par la fatalité ?).

Cette curiosité, traduction du travail des yeux concupiscents, qui errent loin de leur *Bei Sich,* loin de caractériser une existence que Heidegger aurait dit authentique, semble dénoter des préjugés culturels et idéologiques qui structurent bien de propos sur la gestion de la crise en Afrique. Cette curiosité, l'on pourrait la rattacher au regard extérieur à ce que Heidegger dénomme la chose-même, c'est-à-dire à l'affaire de la pensée, mieux, à ce qui est à penser mais qui demeure encore impensé.

Ces conceptions préalables parce que non pensantes, lorsqu'on y prête attention, loin d'être l'exclusivité de l'opinion, traduisent respectivement trois appréhensions officielles se drapant des oripeaux de l'idéologie inhérente à bien des politiques internationales décryptables à l'aune d'une herméneutique critique. Celle-ci, encore plus fondamentale que l'interprétation philologique, pourrait permettre de « démasquer des usurpations opérées par des pouvoirs qui ne disent pas leur nom mais s'abritent derrière des idéalités ou des valeurs consensuelles comme par exemple [la notion] de « liberté » [...]. La dissolution des apparences est [...] constamment nécessaire, au sens de la dialectique transcendantale kantienne, traquant les illusions de la raison qui sont souvent de connivence avec les pouvoirs ».

En effet, que la Covid soit contagieuse est un fait indéniable qui contrarie le droit à la vie comme valeur consensuelle. Mais la présenter comme étant hyper contagieuse semble le fait des illusions d'une raison instrumentale dont la visée est d'attiser la psychose en œuvrant à généraliser cette dernière au sein des populations. L'usurpation opérée par les pouvoirs consiste à prendre l'apparence de la sensibilité qui d'ordinaire nourrit la rationalité propre au peuple. Inhérente au sentir en commun est la rationalité propre au peuple. Qui est vraiment politique. Elle a pour but de construire une humanité ensemble, telle que thématisée par Aristote. L'usurpation revient à brandir l'argument de l'idéalité d'une vie que confisquerait une maladie usurpant les libertés collectives. Ce, ainsi que Nietzsche voit dans l'État ce monstre froid de la bouche de qui rampe le mensonge.

Pour notre part, ce mensonge de la raison d'État, il convient de le dissoudre en le dépassant dans la dialectique de l'économique et du social. Cela, d'autant plus que la Covid, conformément aux illusions de la rationalité économique, humilierait les individualités et les États les plus nantis qu'elle rendrait impuissantes à acheter la guérison à flot d'argent, au grand dam d'une matérialiste dialectique marxienne mal digérée. La mauvaise dialectique de l'économisme et du sociologisme prétendent se résoudre par la culture du solipsisme. Celui-ci ne sait plus s'étonner devant l'ouverture de la boîte de pandore dont il constitue pourtant l'auteur. Et pour cause : la mauvaise dialectique a oublié qu'elle s'est elle-même constituée comme la prométhéenne artisane de ce qui est, déjà, à savoir « la mort de l'homme », au sens de Foucault. A contrario, en tournant le dos à ce que Jean Paul II dénomme la culture de la mort, propre à la civilisation qui subordonne les rapports sociaux au pouvoir de se sécuriser au moyen de l'économie, un heideggérien chemin de campagne pourra faire déboucher sur le banquet de l'étonnement auquel invite la philosophie. Heideggérien, car poétique sera ce chemin, entendu comme ce qui ouvrira à la clairière où l'être donne son sens à tout l'avoir.

Aux convives du banquet de la vie se pensant en temps de crise sanitaire sur fond de crise civilisationnelle sous l'enjeu de la liberté, l'étonnement s'offrira comme suit : la maladie, entendue comme ce mal qui se « communique » dans le rapport social avec celui que Lévinas appelle l'autre homme, ce mal qui risquerait d'exterminer des peuples entiers, si l'humanité en dévalement le prend pour prétexte pour ne pas agir dans le sens d'un être-avec sachant exister à l'ère des technologies numériques, cette humanité ne court-elle pas le risque de sortir du confinement par les boulevards de l'égoïsme et de l'individualisme exacerbés ? Un tel étonnement étonne doublement : que les meilleures économies du monde puissent se trouver en récession, là où l'on argue que ce continent extrêmement pauvre qu'est l'Afrique n'a pas encore été visité par la peste contemporaine, n'est-ce pas sous-entendre, d'une part, que seulement le dieu « économie » pourra sauver la civilisation (occidentale) ?

Cette civilisation porteuse de l'« heuristique » d'une peur prospective étant tout sauf jonasienne, une peur engendrée par la soudaine prise de conscience par la civilisation qu'elle aussi est mortelle et même déjà assez vieille pour mourir ! D'autre part, l'Afrique se serait-elle constituée terre de la désolation et de l'impuissance matérielle, terre qui comme telle serait candidate à une radiation de la carte du monde si la Covid venait à la visiter ce, comme si ce quart monde auquel l'on ferme « ses » frontières, chacun de nous ne le portait pas en soi ? Vu une certaine peur de devoir affronter l'inconnue d'une vie où l'humain se substitue subtilement à l'économisme ! Qui est peur de vivre après l'évaporation des derniers espoirs de la vapeur de mot qu'est devenu le rêve de la toute-puissance interconnectée de l'humanité cartésiano- zuckerbergienne comprise comme maître et possesseur de « sa » nature technologisée ! Qui est encore peur de voir le continent de la nuit noire de l'Ethiopique de Senghor venir faire don à l'homme « blanc » hyper-mécanisé d'un peu de nourriture humaine, selon le mot même du Climbié de B. Dadié ! Cette peur constitue, pour finir, l'atavique peur de devoir, sphinx des temps « nouveaux », renaître de ses cendres pour encore traîner tel le Sisyphe du mythe de Camus, « sa » pierre sous le froid des ou du dieu(x), -s'est selon- enfui(s) de Hegel et de Heidegger. Ceux-ci apparaissent les avatars de l'idéalité d'un arrière-monde pleurant « ses » morts intérieures qu'il se refuse à ensevelir parce qu'interdit. Ce non-monde, nostalgique, gît sous l'empire de l'édit de la démocratie et des dieux d'Athènes, face à l'audace de tous les « Antigone » contemporains que sont les F. Nietzsche, P. Valéry et autre M. Foucault, annonciateurs de l'aurore d'une humanité en ré-humanisation ! Or, qui cache ses cadavres dans ses placards intérieurs mais « pleure » sur l'Afrique, sous l'angélisme du Candide de Voltaire, est, sinon homo-pessimiste, ne croyant pas en l'humain, du moins afro-pessimiste. Il semble aussi opportun de se demander si l'afro-pessimiste, quelle que soit sa couleur de peau, noire, blanche, métissée, ne singe pas en faisant le caméléon. Celui-ci prend la couleur du milieu, il n'en prend que la couleur, c'est-à-dire l'apparence sans en expérimenter l'être. L'homme pessimiste est englué dans le sein de l'Un-Tout. Parce qu'issu d'une dialectique mal accomplie, celle de la métaphysique du Même, ce dernier ne supporte pas la différence, c'est-à-dire l'autre. Il manque de recevoir les bienfaits de l'interculturalité. L'afro-pessimiste n'est-il pas le même d'un soi qui, parce que non encore ricœurien, refuse de se recevoir comme étant, en soi-même, un autre ? Un tel individu, étant mû par l'attitude que Husserl dit naturelle, est, dans notre cas, celui qui perçoit l'Afrique comme l'opacité d'un univers qui ne vas pas si mal, c'est-à-dire qui jouirait d'un sort complaisant au regard du pire qu'il mériterait. L'homme faisant preuve d'attitude naturelle, quel que soit son niveau intellectuel, est-il seulement parvenu à l'universel, caractère de la conscience phénoménologique ? Est-il passé par l'épreuve de la réduction de son ego à son eidos? S'apparaît-il à soi-même comme le « je » transcendantal s'accueillant du sein de la continuelle épreuve de mise entre parenthèses de « sa » civilisation? Jouit-il de la liberté même, affranchi qu'il serait de la condescendance que recouvre tout complexe de supériorité civilisationnelle voire institutionnelle. Vit-il la libération par l'attention à la civilisation de l'autre et au jeu organisationnel, bref à l'universalité de la communauté humaine, laquelle éclate toutes limitations culturelles et est puissance d'agir ici et maintenant, sens arendtien du mot naissance ?

4.2. Où l'opinion, le décideur et l'intellectuel se rencontrent

La revue de la littérature sur la problématique de la gestion africaine révèle qu'il n'existe pas de relation clairement établie entre les possibilités d'agir à partir du niveau que les sociologues appellent méso, qui est celui, intermédiaire entre le micro et le macro, c'est-à-dire le niveau des collectivités locales d'une part, et les attentes en investissement public, d'autre part. L'analyse du comportement général des décideurs africains, qui apparaît être fait de suivisme par alignement sur la civilisation dominante, fera voir qu'il semble impossible de s'y tenir pour refonder en Afrique, la santé publique, la recherche fondamentale, le système de sécurité alimentaire, les finances publiques et le bien-être humain. Or ces possibilités et attentes sont pourtant perçues, face à la crise planétaire du politique (nouvel état de nature?), comme des facteurs pouvant impacter durablement les modes de gestion de bien des crises sanitaires. Notre contribution consistera à faire valoir, au terme de cette étude, trois voies de solution qui voudraient battre en brèche trois idées préconçues dont les limites respectives se dégageront aisément. Quelles sont ces idées préconçues?

La première préconception est celle des organisations internationales. Elle porte sur la faible densité de la population africaine, le climat chaud et humide, la tranche d'âge inférieure de la plupart des Africains par rapport au reste de la planète. Il a été également souligné que les mesures de santé publique prises par les gouvernements de toute la région d'après l'habitude de gérer des crises comme celles de l'Ebola sont intéressantes pour endiguer la pandémie mondiale et préparer l'après-Covid. La limite de cette idée est la suivante : les facteurs accidentels tels que le climat, la densité et la tranche d'âge ainsi que les qualificatifs de décisifs et d'énergiques attribués aux mesures prises par les gouvernements de la région-Afrique semblent approximatifs.

La deuxième idée reçue est entretenue par les gouvernants africains. Elle se présente comme suit : La gestion de la crise sanitaire au Sud se caractérise par des réponses institutionnelles qui ne peuvent que répéter, au mieux (confinement partiel/aide des plus pauvres), ou au pire (prédation des biens publics/répression policière) les pays du Nord, plus avertis et davantage touchés par la crise. Cette idée a comme limite ceci : le leadership en contexte de crise sanitaire se distingue de l'entretien des modèles traditionnels de coopération internationale établis sur la croissance économique.

Le troisième préjugé, relevé est porté par certains intellectuels africains. Il caractérise une gestion efficiente de la crise sanitaire comme un leadership politique établi sur le non-confinement de populations vaquant à d'informelles activités de survivance, de même de chefs d'Etats sous-régionaux se réunissant sur fond de confiance en la vie et de respect de l'équilibre naturel. Or, l'impensé de cette conception consiste en sa non-suffisance, vu son ignorance de l'autogestion par participation citoyenne.

Pour notre part, un des premiers pas vers l'autogestion par participation citoyenne pourrait relever de l'initiative d'ONG susceptibles d'œuvrer à l'émergence d'un modèle de santé publique bâti sur la participation de tous les acteurs de la société civile et sur la création, la régulation et la gestion concertée des structures sanitaires manquantes, ce qui suppléera aux actuelles insuffisances politiques.

4.3. De la réponse politique à la crise, une intelligence de la situation socio-sanitaire de l'Afrique

Les informations ci-dessus d'intellectuels, de gouvernements et d'ONG, nous les avons sélectionnées et examinées à partir d'une base initiale. Citons le bulletin de l'Organisation mondiale de la santé (OMS, sept. 2020), le Centre de prévention et de contrôle des maladies de l'Union africaine (CDC), le Blog de l'Agence française de développement (AFD), Médiapart (13 avril 2020), Radio BBC Afrique, le Journal français « Le point », Jeune Afrique et Radio France Internationale (RFI). Pour le tri des sources, nous a avant tout été précieuse, l'expertise des membres de l'Equipe de la Chaire de l'Unesco, qui nous ont lumineusement conseillé de référer à La lettre ouverte des 88 intellectuels d'Afrique et du monde aux gouvernants. La Lettre a occupé une place de choix dans l'exposé des points de nos discussions. L'épreuve de ces sources a été opérée à partir des théories philosophiques kantiennes (relative au concept de la citoyenneté), socratiques (sur la *parrhèsia*) et aristotéliciennes (conformément à l'idée de la nomothétique). Sur cette base, l'on a procédé à l'analyse de 45 documents dont 15 retenus à partir de leur pertinence déterminée au foyer des théories ci-dessus énoncées. Du maillage des théories philosophiques, en leur portée éthique, avec les dimensions politiques, économiques, culturelle de la problématique, cinq variables ont émergé : la santé publique, la recherche fondamentale, la sécurité alimentaire, les finances publiques et le bien-être humain. Ces variables ont constitué les points retenus pour la discussion.

Une telle étude de la manière dont le politique fait preuve d'une éthique dans la gestion de la crise sanitaire à la lumière des théories philosophiques et des contributions d'intellectuels du continent se devait de justifier de sa pertinence. A ce sujet, les apports des intellectuels semblent intéressants en ce qu'ils recèlent une portée éthique quant aux conditions d'une gestion efficiente de la crise sanitaire. De fait, nos cinq variables retenues ne sont rien d'autre que les grands problèmes de gouvernance soulevés par lesdits intellectuels. Aussi, si pour ouvrir la discussion, les variables retenues devaient permettre de dégager les problèmes constitutifs des points de ladite discussion, il va s'en dire que ces points, pour offrir nos résultats (5è partie et conclusion de l'article) par après ont été passés au crible de la *parrhèsia* et de la nomothétique socratico-aristotélicienne en héritage dans la théorie kantienne de la citoyenneté, toute chose que les contraintes d'ordre méthodologique ne nous permettent pas d'expliciter ici.

4.3.1. Sur la réponse des intellectuels africains ou comment la crise donne forme au politique

Les points retenus sont relatifs au sous-investissement dans le secteur de la santé publique, le sous-investissement dans le secteur de la recherche fondamentale, l'insécurité alimentaire, le gaspillage des finances publiques et la priorisation des infrastructures routières, énergétiques et aéroportuaires au détriment du bien-être humain. Pour notre part, il s'est agi de présenter ces points et de les discuter en vue de proposer, sur la base d'une nomothétique aristotélico-kantienne, nos résultats.

Sur le premier point de discussion, consacré au sous-investissement dans le secteur de la santé publique, les intellectuels invitent à avoir suffisamment de centres d'isolement, suffisamment de pharmacies bien approvisionnées, à revenir sur les modèles de santé publique, redéfinir les priorités en recentrant les objectifs de développement, repenser la santé comme un bien public essentiel, saisir la crise comme une opportunité de réviser les politiques publiques pour en faire les instruments de la protection des populations, revaloriser les cultures et les produits locaux, se doter d'une autonomie économique et réguler au sein des localités les élans de générosité de certains gouvernements occidentaux, s'ouvrir aux modèles de développement plus adaptés à la manière africaine de gérer les crises, de partager les richesses et aussi de les fabriquer: en particulier le respect de la sacralité de la vie de chacun et de la communion universelle.

Sur le deuxième point de discussion, à savoir le sous-investissement dans le secteur de la recherche fondamentale, les intellectuels proposent qu'il y ait suffisamment de centres de recherche. Ce, pour remplir trois objectifs : primo, « la liberté intellectuelle, la capacité de créer », l'exercice de la « souveraineté » des Etats, dont découlera la liberté de créer par rupture avec la sous-traitance des prérogatives souveraines ; secundo, le renouement avec les configurations locales, aux fins de sortir de l'imitation stérile, via l'adaptation de la science, la technique et des programmes de recherche aux contextes historiques et sociaux africains ; tertio, la détermination d'un cadre idoine pour penser les institutions en fonction des communes singularités du continent dans l'optique de parvenir à une gouvernance inclusive. Ce triple-objectif est bâti sur l'émergence d'une politique de l'inclusion sociale entendue comme finalité. Celle-ci est portée par l'enjeu de parvenir à une gestion concertée et intégrée de la santé publique, de la recherche fondamentale interdisciplinaire et des politiques sociales. Méthodologiquement, nos intellectuels proposent 3 moyens : la revalorisation du statut du personnel de la santé, une relève substantielle du niveau des plateaux techniques des hôpitaux et les actions permettant à tous, gouvernants y compris, de se faire soigner en Afrique.

Sur le troisième point de discussion portant sur l'insécurité alimentaire, la Lettre a mis l'accent sur quatre problèmes à résoudre : parvenir à un développement endogène, créer de la valeur en Afrique, diminuer la dépendance systémique des Etats du continent et juguler les rapports de prédation et de ponction des Etats et des individualités. Nous proposons de focaliser sur les rapports de prédation. Juguler de tels rapports, c'est parvenir à un rapport équilibré entre l'être humain, l'autre homme (au sens de Levinas) et les autres espèces (c'est la réponse écologique). Les intellectuels invitent à accompagner les Etats s'occupant de la vie, ne tuant pas leurs propres citoyens. Mais comment parvenir à de tels gouvernants qui pour l'heure, ne sont pas légion ? Au travers de quatre (4) démarches: l'abolition des différences de classes, de sexes, de races, de religions, etc., bref, la fin des inégalités sociales et économiques. Une telle fin signifie l'abolition des ponctions sur le bien public : les ressources seront réparties équitablement entre tous les citoyens. Ce qui requiert un soin plus équitable apporté aux plus vulnérables par l'âge, la pauvreté et les inégalités (dans le contexte de la gestion de crise, il est question de mettre un terme au confinement et au couvre-feu brutaux ponctués de violences policières). Mais par-dessus tout, il s'agit de limiter la débrouille et le trop grand nombre d'acteurs relevant du secteur informel.

Sur le quatrième point de discussion, à savoir le gaspillage des finances publiques, il est proposé six solutions : de quitter la cadence inhérente à la course infinie vers les nouveaux partenaires étatiques, viser des leviers structurels tels que la taille critique et la protection de l'espace économique (régional et continental), utiliser les langues nationales en valorisant les « savoirs endogènes » (L. Ki Zerbo, RFI, 2020) , parvenir à une vraie souveraineté dans le cadre d'une fédération des Etats actuels, adopter des positions régionales communes par réunion des ministres de Finances (L. Zinsou, RFI, 5 septembre 2020) promouvoir les critères africains du développement découlant du beau, de la palabre, de l'équilibre cosmique et, face à la problématique de l'ingérence postcoloniale, instaurer des mécanismes locaux de contrôle adéquat des dépenses publiques et de l'aide internationale au développement.

Sur le Cinquième point de discussion, qui consiste à sortir de la crise en privilégiant le bien-être humain (S. Bachir Diagne, Le Point 29 avril 2020) au détriment de la priorisation des infrastructures routières, énergétiques et aéroportuaires, les intellectuels ont fait quatre propositions : tirer les avantages de l'affrontement contemporain de crises sanitaires tel l'Ebola, bénéficier des avantages d'avoir anticipé le thème africain de la vulnérabilité liée à la « mort ambiante » (au sens de F. Eboussi Boulaga), cultiver et promouvoir la philosophie de l'élan vital, de la force de vie, établir enfin les objectifs de développement sur l'humain, la vie humaine, la santé humaine.

Ces opinions sont somme-toute, remarquables. Dès lors, que faire discursivement des propositions de nos intellectuels qui, il faut le dire, ont le mérite d'être critiques des positions de gouvernants et d'organisations internationales ? La particularité de nos résultats consiste en ce qu'ils synthétisent de manière critique les opinions des trois groupes d'acteurs : en mettant subtilement en lumière leur commune responsabilité, ces résultats appellent à une mutualisation des efforts autour de la cause commune.

4.3.2. La réponse de l'intelligence pratique à la crise ou ce que cœur et bras font à l'unisson

Au terme de l'analyse des points discutés, nous aboutissons principalement à trois résultats à portée pratique. Outre les cinq points abordés à partir des intellectuels africains, nos résultats se posent au regard de la position de l'OMS, relative aux facteurs climatiques et politiques. Plus précisément, nos résultats, en plus de porter plus loin de manière critique l'opinion des 88 intellectuels, visent à répondre à la question de la validité des réponses géopolitiques formulées par les gouvernants africains dans le rapport avec leurs partenaires nationaux et internationaux : administrations, organisations non gouvernementales et éveilleurs de conscience, les intellectuels en particulier.

Notre première proposition consiste dans les résultats de notre analyse du comportement des ONG internationales, Administrations nationales et autres intellectuels vis-à-vis des gouvernants. Cette proposition voudrait donner solution aux limites des opinions formulées par l'OMS, et que résume nous problématisons comme suit: Est-ce que des facteurs accidentels tels le climat, la densité de la population et la tranche d'âge, de même les qualificatifs de décisifs et énergiques attribués aux mesures prises par les gouvernements (comme le pense Matshidiso Moeti, OMS 2020) de la région Afrique augurent une solution durable à la crise? Nous soutenons que l'on doit parvenir à des administrations nationales mues par l'esprit de sacrifice, de courage ainsi qu'à des administrations internationales moins complaisantes, de même à des intellectuels africains et du monde dont l'engagement sera moins théorique. En bref, il est question de construire une véritable société civile et des ONG nationales et internationales impartiales. Impartiales seront les Organisations et Administrations qui feront la part belle à des gouvernants qui « s'occupent de la vie » (A. Mbembe dans RFI, 20 avril 2020) et de leurs populations au point de se soumettre à la volonté générale. Ce qui, en guise de retombées infrastructurelles, se traduira par l'érection d'un plus grand nombre d'hôpitaux, de plateaux techniques, de pharmacies mieux équipées et administrés dans le cadre de collectivités locales autogérées dans l'éthique car s'étant dotées de textes respectés et régulièrement mis à jour sur un fondement éthique parrhèsiaste, à la manière de Socrate.

Notre deuxième proposition est relative à la qualité intrinsèque de nos gouvernants telle qu'elle émane de la forme de leur engagement. Sur l'engagement des gouvernements, la question cruciale que pose la crise semble la suivante : le leadership étatique en contexte de crise sanitaire consiste-t-il dans l'entretien des modèles traditionnels de coopération internationale établis sur la croissance économique (vision de gouvernants critiquée par A. Mabanckou dans AFD 2020) ou/et sur une concurrence internationale dont la finalité serait une « fédération d'Etats actuels » (L. Ki-Zerbo 2020) supplantant les autres Etats même sur les plans sanitaire et social ? En réponse, nous proposons que l'on parvienne à une nouvelle race de gouvernants capables de rassembler trois qualités managériales : substituer effectivement la « confiance en la vie » (S. Bachir Diagne 2020) à l'accumulation de richesses; veiller sur les droits contraignants d'individualités rigoureusement gardées et respectées par les (au sein de leurs) collectivités locales ; œuvrer à une hausse sensible du nombre d'hôpitaux bien équipés, de personnels de santé bien traités et de gouvernants et populations africaines se soignant en Afrique même. Il s'agit de promouvoir un modèle nouveau de développement axé sur l'accompagnement des collectivités locales

Notre troisième proposition, autocritique, concerne la qualité de l'engagement des intellectuels africains comme tels. Plus précisément, relativement aux propositions formulées par les 88 intellectuels, une question décisive semble se poser, la suivante : la dénonciation des limites inhérentes au leadership des dirigeants politiques, et l'appel à des changements de politiques publiques en vue de mieux gérer la chose publique, sont-ils suffisants là où une véritable révolution culturelle devrait avoir un impact dans l'engagement social des intellectuels qui en auront eux-mêmes l'initiative ? A ce sujet, s'il s'agit de suppléer aux insuffisances du politiques par la société civile, un des premiers pas vers un après Covid heureux relèvera de l'initiative d'ONG susceptibles d'œuvrer à l'émergence d'un modèle de santé publique établi sur la participation de tous les acteurs de la société civile et basé sur la création, la régulation et la gestion concertée des structures sanitaires manquantes, ce qui suppléera aux actuelles insuffisances politiques.

CONCLUSION

Ainsi qu'annoncé dès l'entame du travail, la conclusion consistera à proposer une réponse à la question de la nécessité de passer, en politique, du courage du *phronèsiaste,* vers le courage du *compassioniste,* autrement dit, du politique occidental au politique chrétien.

On sait que la *phronèsis* a partie liée avec la nomothétique. Et que la première constitue l'une des composantes de la seconde. Et aussi, que c'est à partir de l'ouvrage de Gaëlle Jeanmart qu'émerge une réflexion philosophique contemporaine d'envergure sur la question. Cette réflexion, toutefois, on l'a vu, était susceptible d'éloigner le méditant de la portée compassionnelle du courage. Aussi est-ce en compagnie de la philosophe belge que nous entreprendrons la discussion terminale de l'ouvrage.

À ce sujet, le tournant de notre ouvrage est constitué par l'exposé jeanmartien du système grec tel que selon elle il s'est agi de faire la lumière sur le combat du chrétien contre la chair. Ces lieux du combat, nous proposons d'en parcourir trois. Le *premier* est relatif à l'orientation charnelle du fondement chrétien de la politique. Le *deuxième*, à son orientation spirituelle, son caractère seulement doctrinal ou plutôt pratique. Le *troisième* lieu du combat porte sur la source soit arbitraire soit justifiée de la longévité du christianisme au regard des croyances et autres visions du monde d'autres peuples, la religiosité grecque antique y compris.

Primo, sur le désordre rationnel supposément propre à la pédagogie monastique du Moyen Âge : ce caractère irrationnel que Jeanmart impute au dispositif monastique, la philosophe l'entend au sens où la pédagogie monastique focaliserait sur le seul combat contre la chair, auquel cette pédagogie finirait par asservir insidieusement le moine.

La question fondamentale ici est de savoir si le chrétien normal lutte contre la chair ou contre les esprits malins. Il nous semble que l'opinion de G. Jeanmart ne peut émaner que d'une philosophie qui ignore l'essence chrétienne du combat spirituel.

De fait, il semble que c'est à partir d'un rationalisme qui fait radicalement scission d'avec la portée pédagogique des exercices spirituels chrétiens tel le jeun, que peut provenir une opinion de cette nature. G. Jeanmart peut-être n'a pas encore pris au sérieux sinon expérimenté l'enseignement de l'Apôtre Paul lorsque celui-ci écrit : « Nous n'avons pas à lutter contre la chair et le sang, mais contre les dominations, contre les autorités, contre les princes de ce monde de ténèbres, contre les esprits méchants dans les lieux célestes » (Ephésiens 6:12).

Par où l'exercice spirituel du jeun peut-il constituer un bon entraînement à la liberté intérieure requise pour savoir lutter contre toutes les formes d'orgueil, dont celui qui peut avilir l'âme du citoyen se portant vers l'exercice d'une responsabilité politique.

Secundo, là où les moines chrétiens enseigneraient un contenu de doctrine, les Grecs, selon G. Jeanmart, auraient proposé une attitude de vie, le choix éthique d'un système de valeur. Il se serait agi pour ceux-ci de transmettre à un individu la vertu par laquelle il réalisera le plus son humanité. Ce point a permis à l'auteure de montrer que l'éducation monastique constituerait un travestissement de l'idéal grec d'accomplissement du sujet, pire une vaste entreprise d'assujettissement d'une humanité désubstantialisée et dont la modernité occidentale aurait été l'inconsciente héritière.

La question fondamentale à ce propos est de savoir *d'abord*, ceci : si, sur le plan de la puissance politique, l'éducation grecque était vraiment supérieure à l'éducation chrétienne, pourquoi est-ce à l'Eglise que l'Europe a confié l'éducation de son peuple ? *Ensuite*, l'enseignement chrétien n'est-il pas davantage celui d'une pratique que de théories philosophiques abstraites ?

Primo, relativement à cette dernière sous-question, les critiques contemporains des vertus chrétiennes enseignées par le Christ n'ont qu'à se rappeler ceci : ce que vise Jésus de Nazareth est d'accomplir la pratique volonté d'amour de son Père et non point de s'adonner à quelque profession de foi en des doctrines abstraites. Ainsi de l'enseignement qui se rencontre en Matthieu 7:21 : « Ce ne sont pas tous ceux qui me disent: Seigneur, Seigneur, qui entreront dans le royaume des cieux; mais celui qui fait la volonté de mon Père qui est dans les cieux ».

Secundo, quant à la première sous-question, il semble que l'Occident constitue l'héritière, non de l'esprit de la pédagogie du Christ mais de son aspect de contrainte seulement. En effet, si la modernité occidentale avait vraiment hérité de la pédagogie chrétienne, si elle était bonne élève du christianisme, elle serait hautement praticienne des Béatitudes comme point focal de l'enseignement du Christ. Ainsi que le regard avisé a pu subtilement en découvrir le contraste au cours du développement de cette thématique du courage politique en ses fondements spirituels et culturels, à partir des Evangiles, il apparaît que, fidéiste, l'esprit du christianisme est radicalement opposé à l'esprit de l'Occident, gnostique. Aux béatitudes chrétiennes (Matthieu 5 :3-12), à la béatification du pauvre de cœur par le Christ (« heureux les pauvres en esprit, car le Royaume des Cieux est à eux »), l'Occident contemporain, à l'image de son ancêtre néoplatonicien, oppose l'orgueil du « fort » d'esprit. L'orgueil consiste dans le refus du langage de la Croix :

> « Que Dieu révèle sa Sagesse par la mort sur la Croix est une folie pour les païens, une folie pour la philosophie grecque (*1 Co* 1, 23). Il y a là un enjeu phénoménologique fondamental qui se résume dans la question suivante : Comment se fait-il que Dieu révèle l'immutabilité et la stabilité de son être (« Je suis ») par le dépouillement le plus radical (*Jn* 8, 28 ; *Ph* 2, 7) »[130].

Il faut entendre Y. Meessen, lecteur du Livre VII des *Confessions* de S. Augustin, en son opposition aux philosophes néoplatoniciens. Ceux-ci refusent que le Verbe de Dieu se soit « fait chair » (*Jn* 1, 14) et se soit « anéanti » (*Ph* 2, 7) :

> « Corrélativement, ils ne rendent pas gloire à Dieu qui ne cesse de leur donner l'être, la vie et l'intelligence. On se trouve en face du refus d'une double humilité. Le refus de l'humilité du Verbe est étroitement lié au refus de l'humilité de l'homme. Ce qui est refusé, c'est l'anéantissement. Pourquoi ? Parce que cet anéantissement va complètement à l'encontre de la conception de l'être grec »[131].

À l'antique orgueil dont hérite le « courageux » moderne, s'associent la ruse et l'opportunisme propres à la *virtu* machiavéliennes, étant caractéristiques de celui que S. Paul présente comme l'esprit raisonneur du siècle, héritier de la « philosophie ». La philosophie est le condensé de doctrines hétérogènes que l'Apôtre comprend comme « cette creuse duperie à l'enseigne de la tradition des hommes et non plus du Christ » (Colossiens 2 :8), tant le langage de la Croix est folie pour les Grecs (1 Corinthiens 1 :23).

---

130 Y. Meessen, « Platon et Augustin : mêmes mots, autre sens », *Revue des sciences philosophiques et théologiques*, vol. 89, no. 3, 2005, pp. 433-458, p. 434.
131 Idem, p. 435.

Tertio, G. Jeanmart s'est proposée de présenter les fondements à partir desquels les chrétiens auraient balayé progressivement toutes les cultures antérieures. Ils auraient installé le monachisme de leur modèle éducatif propre : l'ascèse (*érémitisme*) désertique (*anachorétisme*) communautarisée (*cénobitisme*) sous l'idée de l'Institution, corps aux pratiques minutieusement réglementées.

La question à ce niveau est de savoir *d'abord*, comment le christianisme a pu s'imposer culturellement et, *ensuite* si la perversion pédagogique, qui innerve le pédagogique occidental, est foncièrement chrétienne. À ce sujet, il est bon de remarquer que l'ascèse désertique, si elle est chrétienne, les modalités et les conditions de sa politisation sont relatives à la puissance d'inculturation du modèle chrétien. C'est que les « croyances qui perdurent sont "les produits à long terme de pressions culturelles, de processus de sélection et d'évolution extraordinairement complexes" »[132]. Afin d'expliciter cette problématique, *d'une part*, il faudrait déterminer ce qui caractérise en propre l'ascèse chrétienne. Et, en un *second moment*, les conditions d'une adoption typiquement chrétienne de cette ascèse.

Premièrement, en son essence, en sa vérité phénoménologique, le désert chrétien a pour caractère propre l'intériorité de l'être humain. C'est dire que le désert, comme réalité spirituelle, est lié au lieu du combat contre les esprits malins et non point à quelque lieu spatial contrairement à ce que croit l'Occidental. Selon ce dernier, il s'agirait de lutter contre le cosmos, c'est-à-dire le macroorganisme naturel, comme chair du monde. Chrétienne est l'ascèse qui consiste à faire le vide à

[132] Connor Wood, cité par Sumit Paul-Choudhury, dans « Les dieux de demain : quel est l'avenir de la religion ? », *BBC Afrique*, 15 janvier 2021, https://www.bbc.com/afrique/region-55577072

l'intérieur de soi en se détachant de toutes les ordures spirituelles qui empêchent le rapport de liberté avec soi-même et avec les autres. L'ascèse chrétienne se réalise par la médiation du Christ. Celui-ci, dans le désert du Golgotha, aura libéré l'humanité du péché et de l'esprit malin qui la tenaient en esclavage à cause du péché. Libérateur des âmes, le Christ se donne comme l'engendreur de la communauté politique la plus spirituellement libre. Qui se l'est acquise au prix de son sang. Jésus aura rapproché et réconcilié ainsi l'humanité dépolitisée avec elle-même via la proximité spirituelle obtenue du Père éternel lorsque lui, le Christ, la paye de sa vie, par sa mort et sa résurrection, expression de l'essence de la vie chrétienne. Depuis l'essence, l'existence politique, en épanouissement, peut connaître un début d'existence chez et entre les hommes libérés de l'esclavage du péché. Qui prospèrent comme prospère l'état de leur âme, réconciliée avec leur Père adoptif, accueilli par filiation dans la naissance en Jésus du sein spirituel de la Vierge Marie. Leur vie dans la communauté justifiée constitue la traduction de la pureté spirituelle née de leur propre ascèse, moyen au travers duquel ils se sont communautarisés.

Deuxièmement, la condition d'une reprise par une communauté et une culture non chrétiennes, l'Occident par exemple, de la capacité à politiser inhérente au christianisme, se trouve dans la capacité de cette communauté à se laisser habiter sans mélange malsain par l'esprit chrétien. Quel est la nature de l'esprit politique chrétien, sinon celui qui ressortit des béatitudes en tant qu'elles innervent les Evangiles ? Cet esprit, dans la visée de sa politisation, nous semble ressortir de passages des Ecritures tels que celui-ci : « Car j'ai eu faim, et vous m'avez donné à manger; j'ai eu soif, et vous m'avez donné à boire; j'étais étranger, et vous m'avez recueilli; j'étais nu, et vous m'avez vêtu; j'étais malade, et vous m'avez visité;

j'étais en prison, et vous êtes venus vers moi » (Matthieu 25 :35-36). Établir le politique sur ces pratiques, telle nous apparaît la condition d'une adoption chrétienne de l'ascèse spirituelle. Aussi, l'Etat contemporain, en élaborant sa politique intérieure comme extérieure, se doit-il d'adopter les six (6) piliers inscrits dans ce passage de l'Evangile de Jésus-Christ selon saint Matthieu. Passons en revue ces piliers qui nous semblent éminemment politiques :

1er pilier : « vous m'avez donné à manger », affamé. Lutter contre la pauvreté en développant une politique économique qui, par l'autosuffisance alimentaire impulsée grâce à une politique vigoureuse de soutien à l'agriculture et à l'industrie alimentaire permettra de donner à manger à ses compatriotes.

2è pilier: « vous m'avez donné à boire », assoiffé. La soif la plus puissante en l'homme étant celle de la justice, il s'agit de faire du ministère de la justice et des libertés citoyennes le leitmotiv du service gouvernemental des droits individuels et associatifs.

3è *pilier* : « vous m'avez accueilli », étranger. Chacun sent en son for intérieur qu'il est étranger à ce monde qui passe. Vu qu'aucun d'entre nous n'a été de tout temps et que manifestement un jour tous nous quitterons probablement la terre pour un ailleurs auquel nous semblons pour l'heure étrangers, accueillir les étrangers constitue une des modalités fondamentales de la pérennisation du gouvernement de soi et des autres pour une nation, en particulier par l'asile à accorder aux réfugiés et grâce à la liberté de circuler partout sur la surface de la terre qui doit être érigée en un droit cosmopolitique fondamental pour tout citoyen du monde.

4è *pilier* : « vous m'avez vêtu », nu. Veiller à ce que chaque citoyen ait un toit pour s'abriter individuellement ou collectivement sera un souci permanent du gouvernant au regard des intempéries climatiques et environnementales possibles. De même il faudra incessamment œuvrer à accroitre le niveau de vie des populations afin que les unes et les autres puissent se vêtir convenablement et à moindre coût. Ce, par la promotion des métiers qui concourent au service des industries du logement, du vêtement, de l'urbanisation, etc.

5è *pilier* : « vous m'avez visité », malade. Sumit Paul-Choudhury, soutient que « le christianisme s'est distingué par sa philosophie de soins aux malades, ce qui signifie que plus de chrétiens ont survécu à des épidémies que les Romains païens »[133]. Qu'est-ce à dire sinon que de très loin, il est préférable de manifester sa solidarité vis-à-vis des vivants qu'à se surarmer bactériologiquement ou atomiquement dans l'industrie de la guerre dont la finalité est la culture de la mort. D'où *a contrario* la pratique chrétienne de la visite aux malades. Par où il urge de cultiver la loi morale. Qui consiste à visiter l'autre avec un esprit d'amour et de compassion. Qui sont capables de briser les frontières entre individus et peuples. On comprend qu'il existe plusieurs types de maladies et qu'à ce titre, plusieurs types de médecines sont nécessaires, à savoir des consolations spirituelles, physiques, sociales, économiques, politiques, scientifiques, culturelles, psychologiques, intellectuelles, etc. Visiter ses malades, c'est construire à suffisance les structures éducatives, hospitalières, et de développement de tout genre.

6 è *pilier* : « vous êtes venus vers moi », en prison. Les prisons, ce sont toutes les espèces d'enfermement psychoaffectives, relatives aux maladies de l'âme. Et aussi les prisons spirituelles, liées au diable et contractées à l'issue du péché par l'homme. Ainsi que les structures matérielles et organisationnelles instituées pour enfermer l'humanité pourront contribuer à faire reculer le nombre des

---

[133] Idem.

prisonniers de tout bord. Visiter les prisons, c'est apporter à l'autre homme la liberté spirituelle en lui communiquant davantage d'humanité. Visiter les prisons, c'est également fermer les lieux d'enfermement culturel des peuples par l'entretien des prisons physiques issues nées des conflits internes et externes des Etats.

Au total, ces six piliers nous semblent avoir subtilement innervé le quatrième chapitre de l'analyse. C'est que seul l'esprit de la compassion hante l'homme qui, comme chez E. Lévinas et chez H. Jonas, se saisit des misères de ses congénères comme motif de son engagement au service de la communauté nationale via le service des collectivités territoriales.

Seul l'Esprit du Christ semble pouvoir faire aller au bout d'une telle entreprise. Qui porte à vouloir donner un avenir et de l'espérance à son peuple.

Espérant permettre à tout un chacun de poursuivre le débat, sur cette question du courage dont l'accentuation devient fondamentalement celle des dispositions intérieures et non plus de la volonté de se faire voir sur l'agora des virtualités technologiques contemporaines, une double-question voudrait permettra de fermer le rideau sur la présente réflexion, celle-ci :

D'une part, la civilisation occidentale contemporaine est-elle encore capable d'adopter les six piliers chrétiens ? Si oui, elle ne se plaindra plus de son passé intellectuel mais se renouvellera de l'intérieur.

D'autre part, la civilisation africaine contemporaine est-elle capable d'adopter les valeurs chrétiennes qui impulsent et soutiennent le politique?

Si oui, alors n'aura pas été vaine la présentation des vecteurs de gestion durable de crises via une expérience véritablement politique, à l'exemple de celle mise en perspective dans le chapitre terminal de cette étude.

BIBLIOGRAPHIE

Arendt H., « Vérité et politique », *La crise de la culture*, trad. Sous la dir. de P. Lévy, Paris, Gallimard, « Folio essais », 1972.

Arendt H., *Condition de l'homme moderne*, trad. G. Pradier, Paris, Calman-Lévy, « Agora », 1983.

Arendt H., *Le Vouloir*, t. II de *La Vie de l'esprit*, trad. L. Lotringer, Paris, PUF, « Philosophie d'aujourd'hui », 1983.

Arendt H., *Les origines du totalitarisme*, trad. M. Leiris, Paris, Fayard, 1982.

Arendt H., *Responsabilité et jugement*, trad. J.-L. Fidel, Paris, Payot, 2005.

Augustin, *Confessions*, X, 16, trad. E. Tréhorel et G. Bouissou, introd., notes par A. Solignac, Paris, Desclée de Brouwet, « Bibliothèque augustinienne », 13-14, 1998.

Barans W., "Renoncer au renoncement", in *La patience. Passion de la durée consentie*, éd. Autrement, 1992.

Beauvais M., « Des principes éthiques pour une philosophie de l'accompagnement », dans *De l'éducation permanente à la formation tout au long de la vie*, *Savoirs,* n° 6, Paris, L'Harmattan, 2001.

Beck U., *La société du risque. Sur la voie d'une autre modernité* (1986), trad. I. Bernard, Paris, Aubier, 2001.

Bensmaïl S., « La ville comme lieu du changement des pratiques et de représentation idéologique. Dialogue et affrontements interculturels en Algérie », Finland, 19-22 June 1995, s1, consulté et récupéré sur le site https://org.uib.no/smi/paj/Bensmail.html

Berns T., Blésin L. et Jeanmart G., *Du courage. Une histoire phlilosophique,* Éditions Les Belles Lettres, 2010, 304 pages, 14 euros.

Boss M., *Cahiers de Gestalt-thérapie,* vol. 2, n° 33, décembre 2014.

Boto E., *Ville cruelle*, Lyon, Éditions africaines, 1954.

Boundar G. N., « Modernité, complexité, identités », in Cahier de l'UCAC 04, Collectif, *Citadins et ruraux en Afrique subsaharienne. Colloque tenu à Yaoundé, 29-31 octobre 1998,* Université catholique d'Afrique centrale - Karthala - Yaoundé – Paris, janvier 2000.

Boye L., « Spinoza, le « droit naturel propre au genre humain », une puissance commune de revendiquer des droits », in J. Allard et T. Berns (eds.), *Humanités*, Bruxelles, Ousia, 2005.

Boyon J., « Une idéologie africaine. Le Nkrumaïsme », *Revue française de science politique*, 13e année, n°1, mars 1963.

Brodeur J-P., « Surveiller et punir », *Criminologie. L'emprisonnement au Québec*, vol. 9, no 1-2, Montréal, Presses de l'Université de Montréal, 1976.

Callon M., Lascoumes P. et Barthe Y., *Agir dans un monde incertain, Essai sur la démocratie technique*, Paris, Seuil, 2001.

Camilleri S., *Phénoménologie de la religion et herméneutique théologique dans la pensée du jeune Heidegger. Commentaire analytique des Fondements philosophiques de la mystique médiévale (1916-1919)*, Springer, Dordrecht, 2008.

Canto-Sperber M., « Courage », dans le *Dictionnaire d'éthique et de morale*, Paris, PUF.

Cicéron, *Traités des devoirs*, Livre I, dans *Les Stoïciens*, E. Bréhier (dir.), tome 1, Paris, Gallimard, 1962.

Coquery-Vidrovitch C., « De la ville en Afrique noire », *Annales. Histoire, Sciences Sociales*, vol. 61, no 5, septembre-octobre 2006.
Courtine J.-F. (dir.), *Heidegger 1919-1929. De l'herméneutique de la facticité à la métaphysique du Dasein*, Paris, Vrin, 1996, 179-192;
Daraki M., « L'émergence du sujet singulier dans les Confessions d'Augustin », in *Esprit,* 1981/2.
Detienne M., « La Phalange : Problèmes et controverses », in J.-P. Vernant (dir.), *Problème de la guerre en Grèce ancienne*, Paris, Seuil, 1999.
Dixsaut M., *Le Naturel philosophe. Essai sur les dialogues de Platon*, Paris, Vrin/Les Belles Lettres, 1994.
Djéréké J.-C., *L'Afrique et le défi de la seconde indépendance,* Paris, L'Harmattan, 2012
Domanski J., *La philosophie, théorie ou manière de vivre ?,* Paris, Fribourg, Le Cerf, Editions Universitaires de Fribourg, n° 18, 1998.
Durkheim E., *L'évolution pédagogique en France*, Paris, PUF, 1969.
Ehrenberg A., *L'individu incertain*, Paris, Calmann-Lévy, 1995.
Ela J.-M., *La ville en Afrique noire*, Paris, Karthala, 1983.
Fischer H., *MInternet et mythanalyse du futur*, exclusivement édité par l'auteur en ligne, 'www.herverfischer.ca', octobre 2000, consulté le 10 janvier 2018 sur le site http://www.hervefischer.net/mytha_mf.php.
Forti E., *L'émotion, la volonté et le courage*, Paris, PUF, 1952.
Foucault M., « Sexualité et pouvoir », in *Dits et Écrits*, Paris, Gallimard, 1994.
Foucault M., *Le courage de la vérité,* Paris, Gallimard/Seuil, 2009.

Foucault M., *Le gouvernement de soi et des autres*, Paris, Gallimard/Seuil, 2008.
Foucault M., *Le gouvernement de soi et des autres,* Paris, Seuil, Gallimard, 2008.
Gambino Longo S., « La prudence du quotidien : histoire d'une vertu ambiguë de Pontano à Bruno », in P. Galand-Hallyn et C. Levy (eds.), *Vivre pour soi, vivre dans la cité de l'Antiquité à la Renaissance*, Paris, Presses Universitaires de Sorbonne, 2006.
Gauthier R.-A., *Magnanimité : L'idéal de la grandeur dans la philosophie païenne et dans la théologie chrétienne*, Paris, Vrin, 2002.
Gély R., « Du courage de mourir au courage de vivre : quels enjeux politiques ? Introduction à une phénoménologie radicale du courage », in *Dissensus. Revue de philosophie politique de l'Université de Liège*, n°2, 2009 : Dossier « Figures du courage politique dans la philosophie moderne et contemporaine », p. 116-145.
Gilbert F., *Machiavel et Guichardin : politique et histoire à Florence au XVI è siècle*, Paris, Seuil, 1996.
Gilson E., *L'être et l'essence*, Paris, Vrin, 2ième éd., 1987.
Gingras Y., « Une sociologie spontanée de la connaissance historique », *Bulletin d'histoire politique*, vol. 4, n° 2, hiver 1995.
Godard O. (dir.), *Le principe de précaution dans la conduite des affaires humaines*, Paris, Editions de la Maison des Sciences de l'Homme/Editions de l'INRA, 1997.
Gros E., *Etat de violence. Essai sur la fin de la guerre*, Paris, Gallimard, 2000.
Gusdorf G., *La Vertu et la force*, Paris, PUF, 1967.
Heidegger M., *Être et temps*, trad. F. Vézin, Paris, Gallimard, 1986.

Heidegger M., *Introduction à la métaphysique,* traduction française de Gilbert Kahn, Paris, Gallimard, 1967.

Jacquemot P., « Les classes moyennes changent-elles la donne en Afrique ? Réalités, enjeux et perspectives », *Afrique contemporaine*, vol. 4, n° 244, 2012.

Jankélévitch V., *Traité des vertus*, II, vol. 1, ch. 2, « Le courage et la fidélité », Paris, Champs-Flammarion, 1985.

Jeanmart G., *Généalogie de la docilité dans l'Antiquité et le Haut Moyen-âge*, Vrin, Paris, 2007.

Kabunda M., « Le Néopanafricanisme ou l'idéologie de l'unité africaine et praxis de développement en Afrique », *Revista de Estudios Africanos*, ISSN-e 2695-5350, N°. 2, 2021, pp. 38-74.

La Boétie de E., *Discours de la servitude volontaire*, Paris, Garnier-Flammarion, 1983.

Le May J.-P., *Se tenir debout, Le courage d'être dans l'œuvre de Paul Tillich*, Presses de l'Université de Laval, 2003.

Leroux N., « Qu'est-ce qu'habiter ? Les enjeux de l'habiter pour la réinsertion », *VST - Vie sociale et traitements,* vol. 1, n° 97, septembre 2008.

Lories D., *Le sens commun et le jugement du* phronimos, *Aristote et les Stoïciens*, Louvain-la-Neuve, Peeters, 1998.

Luemba J. F., *L'Afrique face à elle-même. Le courage de la vérité*, Paris, L'Harmattan, 2010.

Macherey P., « Idéologie : le mot, l'idée, la chose », *Methodos* [En ligne], no 8, mis en ligne le 11 avril 2008.

Machiavel N., *Tutte le opere*, Sansoni editore, Firenze, 1971, traduit de l'italien et cité depuis l'italien suivant l'édition de Mario Martelli et abrégé comme suit : *Discori sopra la prima deca di Tito Livio : Disc., Principe : Princ., Disc.,* II, 2.

Mallart M., « Eza Boto: *Ville Cruelle*. Une dialectique du Même et de l'Autre », *Quaderns de l'Institut Català d'Antropologia* [Cahiers de l'Institut Catalan d'Anthropologie], nº 15-16, 2001.

Marrou I., *Histoire de l'éducation dans l'Antiquité*, t. I, Paris, Seuil, « Points-Histoire » , 1975.

Meessen Y., « Platon et Augustin : mêmes mots, autre sens », *Revue des sciences philosophiques et théologiques*, vol. 89, no. 3, 2005, pp. 433-458.

Nancy J-L., *La communauté affrontée*, Paris, Galilée, 2001.

Paul-Choudhury S., dans « Les dieux de demain : quel est l'avenir de la religion ? », *BBC Afrique*, 15 janvier 2021.

Platon, *Phèdre*, trad. L. Brisson, Paris, Flammarion, 2011.

Platon, *Sophiste*, trad. Nestor Cordero, Paris, Garnier-Flammarion, 1993.

Ricœur P., *Parcours de la reconnaissance, Trois études*, Paris, Stock, 2004.

Roudinesco E., « Freud et le régicide : éléments d'une réflexion », *Revue germanique internationale*, vol. 14, Paris, PUF, 2000.

Spinoza B., *Traité politique*, V, 4, trad. Supervisée par L. Bove, Paris, Livre de Poche, 2002.

Vernant J.-P., *Problèmes de la guerre dans la Grèce ancienne*, Paris, Mouton, 1968.

Xénophon, *Mémorables*, tome i, texte établi par Michèle Bandini et traduit par Louis-André Dorion, Paris, Les Belles Lettres, Collection Budé, 2000.

Zarca B., « Idéologies et ethos de classe », *L'Homme et la société*, no 41-42, « Critique et théorie. Idéologie et pouvoir », juillet-décembre 1976.

Table des matières

Structures éditoriales du groupe L'Harmattan

L'Harmattan Italie
Via degli Artisti, 15
10124 Torino
harmattan.italia@gmail.com

L'Harmattan Hongrie
Kossuth l. u. 14-16.
1053 Budapest
harmattan@harmattan.hu

L'Harmattan Sénégal
10 VDN en face Mermoz
BP 45034 Dakar-Fann
senharmattan@gmail.com

L'Harmattan Cameroun
TSINGA/FECAFOOT
BP 11486 Yaoundé
inkoukam@gmail.com

L'Harmattan Burkina Faso
Achille Somé – tengnule@hotmail.fr

L'Harmattan Guinée
Almamya, rue KA 028 OKB Agency
BP 3470 Conakry
harmattanguinee@yahoo.fr

L'Harmattan RDC
185, avenue Nyangwe
Commune de Lingwala – Kinshasa
matangilamusadila@yahoo.fr

L'Harmattan Congo
219, avenue Nelson Mandela
BP 2874 Brazzaville
harmattan.congo@yahoo.fr

L'Harmattan Mali
ACI 2000 - Immeuble Mgr Jean Marie Cisse
Bureau 10
BP 145 Bamako-Mali
mali@harmattan.fr

L'Harmattan Togo
Djidjole – Lomé
Maison Amela
face EPP BATOME
ddamela@aol.com

L'Harmattan Côte d'Ivoire
Résidence Karl – Cité des Arts
Abidjan-Cocody
03 BP 1588 Abidjan
espace_harmattan.ci@hotmail.fr

Nos librairies en France

Librairie internationale
16, rue des Écoles
75005 Paris
librairie.internationale@harmattan.fr
01 40 46 79 11
www.librairieharmattan.com

Librairie des savoirs
21, rue des Écoles
75005 Paris
librairie.sh@harmattan.fr
01 46 34 13 71
www.librairieharmattansh.com

Librairie Le Lucernaire
53, rue Notre-Dame-des-Champs
75006 Paris
librairie@lucernaire.fr
01 42 22 67 13

www.ingramcontent.com/pod-product-compliance
Lightning Source LLC
LaVergne TN
LVHW010024081026
849535LV00016B/3257